Silenciando o Tosse

Sintomas de tosse seca
E casa natural
Remédios

Dr. Harry Rusden

Copyright © 2024 Dr. Harry Rusden Todos os direitos reservados

Índice

I. **Introdução à tosse seca**
   A. Definição e características
   B. Causas da tosse seca
   C. Sintomas comuns associados à tosse seca

II. **Compreendendo a importância do tratamento da tosse seca**
   A. Impacto na qualidade de vida
   B. Complicações potenciais da tosse seca não tratada

III. **Remédios caseiros para tosse seca**
   A. Hidratação e Umidade
   B. Chás de ervas e infusões
   C. Mel e Limão
   D. Inalação de Vapor
   E. Gargarejo com água salgada
   F. Pastilhas e pastilhas para garganta
   G. Uso de umidificadores
   H. Exercícios respiratórios

4. **Medicamentos de venda livre**
   A. Antitússicos
   B. Expectorantes
   C. Descongestionantes
   D. Analgésicos e AINEs

V. **Suplementos Naturais e Ervas**
    A. Equinácea
    B. Gengibre
    C. Raiz de Marshmallow
    D. Olmo escorregadio
    E. Raiz de Alcaçuz

VI. **Considerações sobre estilo de vida e dieta**
    A. Evitando irritantes
    B. Modificações dietéticas
    C. Higiene adequada do sono

VII. **Opções de tratamento médico profissional**
    A. Medicamentos prescritos
    B. Imunoterapia
    C. Encaminhamento para um especialista

VIII. **Estratégias de Prevenção**
    A. Higiene das mãos
    B. Vacinações
    C. Evitando a exposição a alérgenos e irritantes

IX. **Quando procurar atendimento médico**
    A. Sintomas persistentes ou graves
    B. Complicações associadas à tosse seca

    C. Condições de saúde subjacentes

X. **Conclusão**
    A. Resumo dos pontos principais
    B. Incentivo à procura de tratamento adequado

Capítulo 1

I. Introdução à tosse seca

A tosse seca é um tipo de tosse que não produz muco ou catarro. Muitas vezes é caracterizada por uma sensação de cócegas ou irritação na garganta, levando a tosse repetitiva sem produzir secreções. Embora possa não ser tão grave quanto uma tosse produtiva, a tosse seca ainda pode ser incômoda e interferir nas atividades diárias e no sono.

A. **Definição e características**
   1. Definição de tosse seca
   2. Diferenciando tosse seca de tosse produtiva

B. **Causas da tosse seca**
   1. Causas Comuns:
       a. Infecções virais (por exemplo, resfriado comum, gripe)
       b. Alergias (por exemplo, febre do feno, ácaros, pêlos de animais)
       c. Irritantes ambientais (por exemplo, fumaça, poluição)
       d. Asma
       e. Gotejamento pós-nasal
   2. Causas menos comuns:
       a. Doença do refluxo gastroesofágico (DRGE)

    b. Medicamentos (por exemplo, inibidores da ECA)
    c. Condições respiratórias crônicas (por exemplo, DPOC)
    d. Infecções pulmonares (por exemplo, pneumonia)
    e. Coqueluche (tosse convulsa)

C. **Sintomas comuns associados à tosse seca**
    1. Sensação de cócegas na garganta
    2. Tosse persistente ou intermitente
    3. Dor de garganta
    4. Rouquidão
    5. Dificuldade em respirar (em casos graves)

A compreensão desses aspectos introdutórios da tosse seca prepara o terreno para explorar seu tratamento e estratégias de manejo.

A. **Definição e características**

1. **Definição de Tosse Seca :**
    - A tosse seca, também conhecida como tosse não produtiva, é uma tosse que não produz catarro ou muco.

- Caracteriza-se pela ausência de secreções nas vias aéreas, levando a um reflexo de tosse persistente e muitas vezes irritante.

2. **Diferenciando Tosse Seca de Tosse Produtiva** :

- Tosse seca: não produz muco ou catarro, muitas vezes acompanhada de sensação de cócegas na garganta.

- Tosse produtiva: Produz muco ou catarro, que pode variar de cor e consistência, auxiliando na desobstrução das vias aéreas.

Compreender a distinção entre tosse seca e tosse produtiva ajuda a identificar o tratamento adequado e as estratégias de gestão adaptadas à causa subjacente.

B. **Causas da tosse seca**

1. **Causas Comuns** :
   a. **Infecções virais** :
      - Gripe comum
      - Influenza (gripe)
      - Infecção por vírus sincicial respiratório (RSV)
   b. **Alergias** :
      - Febre dos fenos (rinite alérgica)

- Reações alérgicas a ácaros, pólen, mofo ou pêlos de animais
  c. **Irritantes Ambientais** :
     - Fumo do tabaco
     - Poluição do ar
     - Vapores químicos ou irritantes
  d. **Asma** :
     - Asma alérgica
     - Asma induzida por exercício
     - Asma ocupacional
  e. **Gotejamento pós-nasal** :
     - Infecções sinusais (sinusite)
     - Rinite (inflamação das vias nasais)
     - Pólipos nasais

2. **Causas menos comuns** :
   a. **Doença do refluxo gastroesofágico (DRGE)** :
      - O refluxo ácido irrita a garganta, causando tosse seca.
   b. **Medicamentos** :
      - Os inibidores da enzima conversora de angiotensina (ECA) podem causar tosse seca persistente em alguns indivíduos.
   c. **Condições Respiratórias Crônicas** :
      - Doença pulmonar obstrutiva crônica (DPOC)
      - Bronquiectasia

- Doenças pulmonares intersticiais
d. **Infecções pulmonares** :
- Pneumonia
- Tuberculose (TB)
- Infeções fungais
e. **Coqueluche (tosse convulsa)** :
- Uma infecção bacteriana que causa crises graves de tosse, muitas vezes com um som característico de "grito".

Identificar a causa subjacente da tosse seca é crucial para um tratamento e manejo eficazes. Em alguns casos, pode ser necessária avaliação médica para determinar a causa específica.

C. **Sintomas comuns associados à tosse seca**

1. **Sensação de cócegas na garganta** :
   - Indivíduos com tosse seca frequentemente apresentam sensação persistente de cócegas ou irritação na garganta, desencadeando o reflexo da tosse.

2. **Tosse persistente ou intermitente** :
   - A tosse seca pode ser caracterizada por crises de tosse repetitivas e não produtivas que ocorrem durante o dia ou a noite.

3. **Dor de garganta** :
   - A tosse contínua associada à tosse seca pode causar desconforto e dor na garganta.

4. **Rouquidão** :
   - Episódios prolongados de tosse podem resultar em rouquidão ou alterações na qualidade da voz devido à tensão nas cordas vocais.

5. **Dificuldade em respirar (em casos graves)** :
   - Em alguns casos, especialmente se a causa subjacente for asma ou outra doença respiratória, os indivíduos podem sentir dificuldade em respirar ou falta de ar durante ou após ataques de tosse.

6. **Distúrbios do Sono** :
   - A tosse seca pode perturbar os padrões de sono, causando insônia ou má qualidade do sono devido a episódios frequentes de tosse noturna.

7. **Fadiga e Irritabilidade** :
   - A tosse seca crónica pode contribuir para a fadiga e irritabilidade devido ao esforço físico e à falta de um sono reparador.

8. **Atividade Física Limitada** :
   - Tosse seca grave ou persistente pode limitar a capacidade dos indivíduos de praticar atividades físicas ou realizar tarefas diárias com conforto.

Reconhecer esses sintomas comuns associados à tosse seca pode ajudar os indivíduos a buscar estratégias adequadas de tratamento e manejo para aliviar o desconforto e melhorar a qualidade de vida.

Capítulo 2

Compreendendo a importância do tratamento da tosse seca

A tosse seca, embora muitas vezes considerada menos grave do que uma tosse produtiva, pode ter implicações significativas para a saúde e o bem-estar de um indivíduo. Abordar e tratar prontamente a tosse seca é essencial para prevenir possíveis complicações e melhorar a qualidade de vida geral.

A. **Impacto na qualidade de vida**
1. **Interrupção das atividades diárias** : crises de tosse persistentes podem interferir no trabalho, na escola e em outras responsabilidades diárias, levando à diminuição da produtividade e do desempenho.
2. **Distúrbios do sono** : A tosse noturna pode perturbar os padrões de sono, causando insônia, fadiga e sonolência diurna.
3. **Desconforto Físico** : A constante irritação e tensão na garganta causada pela tosse seca pode resultar em dor, rouquidão e desconforto físico geral.
4. **Efeitos psicológicos** : A tosse crônica pode causar frustração, ansiedade e diminuição da

autoestima, afetando o bem-estar mental e a qualidade de vida geral.

B. Complicações potenciais da tosse seca não tratada

1. **Infecções respiratórias** : A tosse prolongada enfraquece o sistema imunológico e aumenta a suscetibilidade a infecções respiratórias, como bronquite e pneumonia.
2. **Tensão musculoesquelética** : A tosse persistente pode distender os músculos do tórax, abdômen e costas, causando dor e desconforto.
3. **Piora das condições subjacentes** : Ignorar a tosse seca pode permitir que condições subjacentes, como asma ou DRGE, piorem com o tempo, levando potencialmente a sintomas e complicações mais graves.
4. **Distúrbios do Sono** : A tosse crônica pode contribuir para o desenvolvimento de distúrbios do sono, como insônia e apnéia do sono, agravando ainda mais a fadiga e a sonolência diurna.
5. **Isolamento social** : O constrangimento ou desconforto associado à tosse frequente pode levar ao afastamento e ao isolamento social, afetando os relacionamentos e o bem-estar mental.

Compreender a importância do tratamento da tosse seca vai além do manejo dos sintomas; envolve abordar as causas subjacentes, prevenir complicações e melhorar a qualidade de vida geral. A intervenção imediata e as estratégias de gestão adequadas são fundamentais para mitigar o impacto da tosse seca na saúde física e emocional.

A. **Impacto na qualidade de vida**

1. **Interrupção das atividades diárias** :
   - As crises de tosse persistentes podem perturbar as rotinas diárias, tornando difícil concentrar-se no trabalho, na escola ou nas tarefas domésticas.
   - Os indivíduos podem sentir-se compelidos a limitar as interações sociais ou evitar espaços públicos devido ao constrangimento ou desconforto associado à tosse frequente.

2. **Distúrbios do sono** :
   - Episódios noturnos de tosse podem prejudicar significativamente a qualidade do sono, causando insônia, despertares frequentes e fadiga diurna.
   - Distúrbios crônicos do sono podem contribuir para distúrbios do humor, irritabilidade e diminuição da função cognitiva durante as horas de vigília.

3. **Desconforto Físico** :
    - A constante irritação e tensão nos músculos da garganta e do peito podem causar dor, rouquidão e desconforto.
    - A tosse prolongada pode causar dores de cabeça, dor no peito e tensão muscular abdominal, afetando ainda mais o conforto e o bem-estar.

4. **Efeitos Psicológicos** :
    - Viver com tosse seca crônica pode prejudicar a saúde mental, levando ao aumento do estresse, ansiedade e frustração.
    - Os indivíduos podem experimentar sentimentos de constrangimento, constrangimento ou isolamento social, afetando a autoestima e o bem-estar emocional geral.

5. **Diminuição da produtividade e do envolvimento** :
    - A carga física e emocional de lidar com uma tosse persistente pode diminuir a produtividade e o envolvimento nas atividades.
    - Os indivíduos podem ter dificuldade para se concentrar, concluir tarefas com eficiência ou participar de atividades recreativas de que gostam.

6. **Limitações na Atividade Física** :
   - Crises de tosse intensa podem limitar a capacidade dos indivíduos de praticar exercícios ou atividades físicas, levando à diminuição dos níveis de condicionamento físico e potencial ganho de peso.
   - Evitar o esforço físico devido ao medo de desencadear ataques de tosse pode contribuir ainda mais para um estilo de vida sedentário e para os riscos de saúde associados.

7. **Impacto nos Relacionamentos** :
   - A tosse crônica pode prejudicar o relacionamento com a família, amigos e colegas, especialmente se outras pessoas a considerarem perturbadora ou incômoda.
   - Os indivíduos podem sentir-se isolados ou incompreendidos, levando a barreiras de comunicação e desafios interpessoais.

Abordar o impacto da tosse seca na qualidade de vida envolve não só gerir os sintomas físicos, mas também fornecer apoio para os aspectos emocionais e sociais da vida com uma condição crónica. Tratamento eficaz e estratégias de enfrentamento podem ajudar a minimizar interrupções e melhorar o bem-estar geral dos indivíduos afetados pela tosse seca.

B. **Complicações potenciais da tosse seca não tratada**

1. **Infecções respiratórias** :
    - A tosse persistente enfraquece as defesas respiratórias, aumentando o risco de desenvolver infecções bacterianas ou virais secundárias, como bronquite ou pneumonia.
    - Estas infecções podem ser mais graves e requerem intervenção médica adicional, incluindo antibióticos ou medicamentos antivirais.

2. **Tensão Musculoesquelética** :
    - A tosse crônica pode distender os músculos do tórax, abdômen e costas, causando desconforto, dor e até lesões musculoesqueléticas.
    - Com o tempo, esta tensão pode contribuir para dores persistentes, mobilidade reduzida e diminuição da qualidade de vida.

3. **Piora das condições subjacentes** :
    - Ignorar a tosse seca pode piorar condições médicas subjacentes, como asma, doença pulmonar obstrutiva crônica (DPOC) ou doença do refluxo gastroesofágico (DRGE).
    - Condições subjacentes não tratadas podem levar a comprometimento respiratório progressivo,

exacerbações dos sintomas e complicações que requerem tratamento mais agressivo.

4. **Distúrbios do Sono** :
   - A tosse crônica pode perturbar os padrões normais de sono, causando distúrbios do sono, como insônia, sono fragmentado e fadiga diurna.
   - A interrupção prolongada do sono pode prejudicar a função cognitiva, a regulação do humor e a qualidade de vida geral, aumentando o risco de desenvolver distúrbios do sono, como a apneia do sono.

5. **Isolamento Social** :
   - O constrangimento, o desconforto ou a inconveniência associados à tosse frequente podem levar ao afastamento social, à evitação de reuniões sociais ou à relutância em participar em atividades públicas.
   - O isolamento social pode impactar negativamente a saúde mental, levando a sentimentos de solidão, depressão e ansiedade, agravando ainda mais os efeitos da tosse não tratada.

6. **Função imunológica comprometida** :
   - A tosse crónica pode colocar um stress adicional no sistema imunitário, comprometendo

potencialmente a sua capacidade de defesa contra infecções e outras doenças.

- A redução da função imunológica pode levar a doenças mais frequentes, tempos de recuperação mais longos e maior suscetibilidade a complicações.

7. **Diminuição da qualidade de vida** :
- Se não for tratada, a tosse seca crônica pode prejudicar significativamente a qualidade de vida, afetando a saúde física, o bem-estar emocional e o funcionamento social.
- Os efeitos cumulativos da tosse não tratada podem levar a limitações funcionais, redução da independência e diminuição da satisfação geral com a vida.

Abordar e tratar prontamente a tosse seca é essencial para minimizar o risco de complicações, melhorar os sintomas e melhorar o bem-estar geral. Buscar avaliação médica e adotar estratégias de manejo adequadas pode ajudar a prevenir consequências de longo prazo associadas à tosse não tratada.

Capítulo 3

Remédios caseiros para tosse seca

Os remédios caseiros muitas vezes podem aliviar os sintomas da tosse seca e ajudar a acalmar a garganta. Esses remédios naturais são geralmente seguros e podem ser facilmente incorporados às rotinas diárias para controle dos sintomas.

A. **Hidratação e Umidade**

1. Beber bastante líquido, como água, chás de ervas ou caldo quente, ajuda a manter a garganta hidratada e acalma a irritação.

2. Usar um umidificador ou inalar vapor pode adicionar umidade ao ar, reduzindo a secura da garganta e aliviando a tosse.

B. **Chás de ervas e infusões**

1. Chás de ervas contendo ingredientes como gengibre, camomila, hortelã-pimenta ou raiz de alcaçuz podem proporcionar um alívio calmante para tosse seca.

2. Adicionar mel ou limão aos chás de ervas pode aumentar suas propriedades calmantes e ajudar a aliviar a irritação na garganta.

C. **Mel e Limão**

1. Consumir uma colher de chá de mel ou limão misturado com água morna pode ajudar a revestir a garganta e reduzir a tosse.

2. O mel tem propriedades antimicrobianas naturais, enquanto o limão fornece vitamina C e antioxidantes para apoiar a saúde imunológica.

D. **Inalação de vapor**

1. Inalar o vapor de uma tigela de água quente ou de um banho de vapor pode ajudar a umedecer as vias respiratórias, soltar o muco e aliviar os sintomas da tosse seca.

2. Adicionar óleos essenciais como eucalipto ou hortelã-pimenta ao vapor pode proporcionar alívio respiratório adicional.

E. **Gargarejo com água salgada**

1. Fazer gargarejos com água morna e sal ajuda a reduzir a inflamação da garganta, aliviar a irritação e aliviar os sintomas da tosse seca.

2. Misture meia a uma colher de chá de sal em um copo de água morna e gargareje por 30 segundos antes de cuspi-lo.

F. **Pastilhas e pastilhas para garganta**

1. Chupar pastilhas para a garganta ou pastilhas contendo mentol, eucalipto ou mel pode ajudar a

aliviar a irritação da garganta e suprimir os reflexos da tosse.

2. Escolha pastilhas sem açúcar ou aditivos artificiais para um conforto ideal na garganta.

G. **Uso de umidificadores**

1. Usar um umidificador no quarto ou em outras áreas comumente utilizadas ajuda a manter os níveis ideais de umidade, evitando o ressecamento da garganta e reduzindo a tosse.

2. Limpe os umidificadores regularmente para evitar o crescimento bacteriano e manter a qualidade do ar.

H. **Exercícios respiratórios**

1. Praticar exercícios de respiração profunda, como respiração diafragmática ou respiração com lábios franzidos, pode ajudar a relaxar os músculos respiratórios e reduzir a tosse.

2. Os exercícios respiratórios também promovem melhor função pulmonar e oxigenação, apoiando a saúde respiratória geral.

Esses remédios caseiros oferecem maneiras naturais e acessíveis de aliviar os sintomas da tosse seca e promover o conforto da garganta. No entanto, indivíduos com sintomas de tosse persistentes ou graves devem consultar um profissional de saúde para diagnóstico e tratamento adequados.

A. Hidratação e Umidade

1. **Beber bastante líquido** :
   - A hidratação adequada é essencial para manter a umidade na garganta e no trato respiratório, reduzir a irritação da garganta e acalmar a tosse seca.
   - Os líquidos recomendados incluem água, chás de ervas, caldos quentes e sopas claras.
   - Evitar bebidas com cafeína e alcoólicas, pois podem contribuir para a desidratação.

2. **Usando um umidificador** :
   - Adicionar umidade ao ar com um umidificador pode ajudar a aliviar a tosse seca, evitando o ressecamento da garganta e das vias respiratórias.
   - Coloque um umidificador no quarto ou nas áreas de uso comum, especialmente durante o tempo seco ou nos meses de inverno, quando o ar interno tende a ser mais seco.
   - Limpe o umidificador regularmente para evitar o crescimento de mofo e bactérias, que podem piorar os sintomas respiratórios.

3. **Inalação de Vapor** :
   - Inalar o vapor de uma tigela de água quente ou de um banho de vapor pode proporcionar alívio imediato para a tosse seca.
   - O vapor ajuda a hidratar a garganta, soltar o muco e aliviar a tosse, acalmando as vias respiratórias irritadas.
   - Adicionar óleos essenciais como eucalipto ou hortelã-pimenta ao vapor pode proporcionar benefícios respiratórios adicionais.

4. **Evitando Substâncias Desidratantes** :
   - Limitar o consumo de substâncias desidratantes como cafeína e álcool pode ajudar a manter níveis ideais de hidratação e prevenir a exacerbação dos sintomas de tosse seca.
   - Estas substâncias podem contribuir para a secura da garganta e agravar a tosse, por isso é melhor minimizar a sua ingestão, especialmente durante os períodos de tosse.

Garantir hidratação e umidade adequadas na garganta e nas vias respiratórias é um aspecto fundamental no controle dos sintomas da tosse seca. Incorporar essas estratégias simples nas rotinas diárias pode ajudar a aliviar o desconforto e promover a saúde respiratória.

B. Chás de ervas e infusões

1. Chá de Gengibre :

- O gengibre tem propriedades antiinflamatórias e antimicrobianas que podem ajudar a aliviar a irritação na garganta e reduzir a tosse.
- Coloque fatias de gengibre fresco ou raiz de gengibre ralada em água quente por 5 a 10 minutos, depois coe e beba.
- Adicionar mel e limão ao chá de gengibre pode realçar seu sabor e benefícios terapêuticos.

2. Chá de Camomila :

- A camomila tem propriedades calmantes e antiinflamatórias, sendo eficaz para acalmar desconfortos na garganta e reduzir a tosse.
- Infundir saquinhos de chá de camomila ou flores secas de camomila em água quente por 5 a 10 minutos, depois coar e saborear.
- O chá de camomila é particularmente benéfico para promover o relaxamento e melhorar a qualidade do sono.

3. Chá de Hortelã :

- A hortelã-pimenta contém mentol, que atua como descongestionante natural e relaxante da garganta, ajudando a aliviar a tosse e a respirar.

- Deixe em infusão saquinhos de chá de hortelã-pimenta ou folhas frescas de hortelã-pimenta em água quente por 5 a 10 minutos, depois coe e beba.

- O chá de hortelã-pimenta tem um sabor refrescante e pode ajudar a limpar as vias nasais e aliviar a irritação da garganta.

4. **Chá de Raiz de Alcaçuz** :

- A raiz de alcaçuz tem propriedades demulcentes, o que significa que forma uma película calmante sobre o revestimento da garganta, reduzindo a irritação e a tosse.

- Deixe em infusão saquinhos de chá de raiz de alcaçuz ou fatias secas de raiz de alcaçuz em água quente por 5 a 10 minutos, depois coe e saboreie.

- O chá de raiz de alcaçuz tem um sabor doce e levemente terroso, o que o torna uma escolha popular para aliviar os sintomas da tosse seca.

5. **Chá de Tomilho** :

- O tomilho contém compostos com propriedades expectorantes e antimicrobianas que podem ajudar a liberar o muco e aliviar a tosse.

- Deixe as folhas de tomilho frescas ou secas em água quente por 5 a 10 minutos, depois coe e beba.

- O chá de tomilho tem um sabor agradável de ervas e pode ser enriquecido com mel ou limão para adicionar doçura e benefícios calmantes para a garganta.

Incorporar chás de ervas e infusões em sua rotina diária pode proporcionar alívio natural para os sintomas da tosse seca, ao mesmo tempo que oferece benefícios adicionais à saúde. Experimente diferentes misturas de ervas e sabores para encontrar aquele que funciona melhor para você.

C. Mel e Limão

1. **Querida** :
    - O mel tem propriedades antimicrobianas e antiinflamatórias naturais que podem ajudar a aliviar a dor de garganta e suprimir a tosse.
    - Forma uma camada protetora sobre a garganta, reduzindo a irritação e proporcionando alívio dos sintomas da tosse seca.
    - Consumir uma colher de chá de mel cru sozinho ou misturado com água morna pode proporcionar alívio imediato para a tosse seca.

2. **Limão** :
    - O limão é rico em vitamina C e antioxidantes, que apoiam a saúde imunológica e ajudam a combater infecções.

- Também contém ácido cítrico, que pode ajudar a quebrar o muco e aliviar a irritação da garganta.

- Espremer suco de limão fresco em água morna ou chá de ervas e adicionar mel a gosto cria uma bebida calmante e refrescante para o alívio da tosse seca.

3. **Bebida de Mel e Limão** :
   - A combinação de mel e limão cria um poderoso remédio natural para a tosse seca.
   - Misture partes iguais de mel e suco de limão espremido na hora em água morna, mexendo até incorporar bem.
   - Beba esta bebida calmante ao longo do dia para hidratar a garganta, suprimir a tosse e aumentar a função imunológica.

4. **Xarope para tosse com mel e limão** :
   - Para fazer um xarope caseiro para tosse, misture partes iguais de mel e suco de limão em um recipiente pequeno.
   - Tome uma a duas colheres de chá do xarope conforme necessário para aliviar os sintomas da tosse seca.
   - Guarde a calda na geladeira por até uma semana e agite bem antes de cada uso.

5. **Precauções** :

- Observe que o mel não deve ser dado a crianças menores de um ano devido ao risco de botulismo infantil.

- Tenha cuidado ao consumir suco de limão se tiver dentes sensíveis ou refluxo ácido, pois pode agravar essas condições em alguns indivíduos.

Incorporar mel e limão em sua rotina diária pode proporcionar alívio natural para os sintomas da tosse seca, ao mesmo tempo que apoia a saúde e o bem-estar geral. Ajuste a proporção de mel para limão de acordo com suas preferências de gosto e gravidade dos sintomas.

D. **Inalação de vapor**

1. **Método** :

- Ferva água em uma panela ou chaleira até produzir vapor.

- Despeje cuidadosamente a água quente em uma tigela grande ou bacia.

- Opcional: Adicione algumas gotas de óleos essenciais, como eucalipto ou hortelã-pimenta, à água para obter benefícios respiratórios adicionais.

E. Gargarejo com água salgada

1. **Preparação** :
   - Misture aproximadamente meia a uma colher de chá de sal em um copo de água morna.
   - Agite a solução até que o sal esteja completamente dissolvido.

2. **Técnica de gargarejo** :
   - Tome um gole da solução de água salgada e incline ligeiramente a cabeça para trás.
   - Gargareje a solução na garganta por cerca de 30 segundos a um minuto, permitindo que ela alcance o fundo da garganta e as amígdalas.
   - Evite engolir água salgada durante o gargarejo.
   - Cuspa a solução de água salgada após gargarejar.

3. **Benefícios** :
   - Fazer gargarejos com água salgada ajuda a aliviar a irritação da garganta e a reduzir a inflamação, proporcionando alívio da tosse seca.
   - A solução de água salgada ajuda a retirar o excesso de muco e bactérias da garganta, promovendo um ambiente mais limpo e saudável.
   - O sal tem propriedades anti-sépticas que podem ajudar a matar bactérias e vírus na garganta, reduzindo potencialmente o risco de infecção.

4. **Frequência** :

- Gargareje com água salgada várias vezes ao dia ou conforme necessário para aliviar os sintomas da tosse seca.

- É particularmente benéfico gargarejar com água salgada após as refeições ou antes de dormir para limpar a garganta e promover conforto.

5. **Precauções** :

- Evite usar sal em excesso na solução de gargarejo, pois pode causar irritação ou desconforto.

- Não engula a solução de água salgada, pois pode causar desidratação ou desequilíbrio eletrolítico.

- Indivíduos com pressão alta ou outras condições médicas devem consultar um profissional de saúde antes de usar gargarejos de água salgada regularmente.

Fazer gargarejos com água salgada é um remédio caseiro simples e eficaz para aliviar os sintomas da tosse seca e promover conforto na garganta. Incorpore este remédio natural em sua rotina diária para aliviar a irritação da garganta e apoiar a saúde respiratória.

F. Pastilhas e pastilhas para garganta

1. Seleção :
- Escolha pastilhas ou pastilhas para a garganta que contenham ingredientes calmantes, como mentol, eucalipto, mel ou extratos de ervas.
- Procure produtos rotulados como sem açúcar ou com adoçantes naturais para evitar a ingestão excessiva de açúcar.

2. Uso :
- Coloque uma pastilha ou pastilha para garganta na boca e deixe-a dissolver lentamente.
- Chupe a pastilha ou pastilha periodicamente ao longo do dia ou conforme necessário para aliviar a irritação da garganta e suprimir a tosse seca.
- Evite mastigar ou engolir a pastilha inteira, pois pode diminuir a sua eficácia.

3. Benefícios :
- Pastilhas e pastilhas para a garganta proporcionam uma camada calmante sobre a garganta, reduzindo a irritação e o ressecamento.
- Ingredientes como mentol ou eucalipto têm um efeito refrescante que pode ajudar a anestesiar a garganta e aliviar o desconforto.
- Algumas pastilhas para a garganta contêm ingredientes com propriedades anestésicas suaves,

proporcionando alívio temporário da dor de garganta e da tosse.

4. **Variedades** :

- Pastilhas e pastilhas para garganta vêm em vários sabores e formulações para atender às preferências individuais.
- As opções incluem variedades sem açúcar, formulações à base de ervas ou naturais e produtos com adição de vitaminas ou minerais para suporte imunológico.

5. **Precauções** :

- Evite dar pastilhas ou pastilhas para a garganta a crianças pequenas, pois podem representar risco de asfixia.
- Use pastilhas e pastilhas para a garganta conforme as instruções e não exceda a dosagem recomendada.
- Algumas pessoas podem ser alérgicas a certos ingredientes das pastilhas para a garganta, por isso é importante verificar o rótulo do produto em busca de possíveis alérgenos.

Pastilhas e pastilhas para a garganta são remédios convenientes e portáteis para os sintomas da tosse seca, proporcionando alívio imediato e acalmando a irritação da garganta. Mantenha um estoque desses produtos calmantes para a garganta à mão para um alívio rápido e eficaz ao longo do dia.

G. **Uso de umidificadores**

1. **Seleção** :
   - Escolha um umidificador que atenda às suas necessidades e preferências, como um umidificador de névoa fria ou de névoa quente.
   - Considere o tamanho da sala onde o umidificador será utilizado para garantir uma cobertura adequada.
   - Procure recursos como configurações de umidade ajustáveis, temporizadores e desligamento automático para maior comodidade e facilidade de uso.

2. **Colocação** :
   - Posicione o umidificador no quarto ou em outras áreas de uso comum onde você passa mais tempo.
   - Coloque o umidificador sobre uma superfície plana e estável, longe da luz solar direta e de fontes de calor.
   - Mantenha o umidificador a pelo menos alguns metros de distância de paredes e móveis para

permitir o fluxo de ar e a distribuição de umidade adequados.

3. **Operação** :

- Encha o reservatório de água do umidificador com água limpa e filtrada conforme instruções do fabricante.

- Ajuste as configurações de umidade para atingir o nível desejado de umidade no ar.

- Ligue o umidificador continuamente ou conforme necessário, especialmente durante o tempo seco ou nos meses de inverno, quando o ar interno tende a ser mais seco.

- Limpe o umidificador regularmente para evitar o acúmulo de mofo, bactérias e depósitos minerais, seguindo as instruções de manutenção do fabricante.

4. **Benefícios** :

- Os umidificadores adicionam umidade ao ar, ajudando a aliviar a secura da garganta e do trato respiratório.

- O aumento da umidade pode aliviar a irritação da garganta, reduzir a tosse e promover conforto respiratório, especialmente para indivíduos com sintomas de tosse seca.

- Os umidificadores também podem melhorar a qualidade do ar interno, reduzindo poeira, alérgenos e poluentes atmosféricos, criando um ambiente mais saudável para a respiração.

5. **Precauções** :
   - Monitore os níveis de umidade regularmente para evitar o acúmulo excessivo de umidade, que pode promover o crescimento de mofo e outros problemas respiratórios.
   - Utilize água destilada ou desmineralizada no umidificador para minimizar o risco de depósitos minerais e contaminação microbiana.
   - Limpe e mantenha o umidificador de acordo com as instruções do fabricante para garantir desempenho e segurança ideais.

Incorporar um umidificador em seu ambiente doméstico pode trazer inúmeros benefícios para a saúde respiratória e aliviar os sintomas de tosse seca. Use um umidificador regularmente para manter os níveis ideais de umidade e promover conforto e bem-estar.

H. Exercícios respiratórios

1. Respiração Diafragmática (Respiração Profunda) :

- Sente-se ou deite-se numa posição confortável com as costas direitas.
- Coloque uma mão no peito e a outra no abdômen.
- Inspire profundamente pelo nariz, permitindo que o abdômen suba enquanto você enche os pulmões de ar.
- Expire lenta e completamente pela boca, sentindo o abdômen cair ao soltar o ar.
- Repita esse padrão de respiração profunda por vários minutos, concentrando-se em relaxar o corpo e acalmar a mente.

2. Respiração com lábios franzidos :

- Sente-se ou fique em pé numa posição relaxada com as costas retas.
- Inspire lenta e profundamente pelo nariz e conte até dois.
- Aperte os lábios como se fosse assobiar ou apagar uma vela.
- Expire lenta e suavemente através dos lábios franzidos e conte até quatro, permitindo que a expiração dure o dobro da duração da inspiração.

- Repita esse padrão respiratório com lábios franzidos por várias respirações, concentrando-se em manter um fluxo respiratório constante e controlado.

3. **Respiração Alternada pelas Narinas (Nadi Shodhana)** :
- Sente-se confortavelmente com a coluna reta e os ombros relaxados.
- Coloque a mão esquerda sobre o joelho esquerdo com a palma voltada para cima.
- Use a mão direita para fechar a narina direita com o polegar e inspire profundamente pela narina esquerda.
- Solte a narina direita e feche a narina esquerda com o dedo anular, expirando lentamente pela narina direita.
- Inspire pela narina direita, feche-a com o polegar e expire pela narina esquerda.
- Continue alternando entre inspirar e expirar por cada narina, concentrando-se na respiração suave e controlada.

4. **Respiração em Caixa (Respiração Quadrada)** :
- Sente-se ou fique em pé em uma posição confortável com as costas retas.

- Inspire profundamente pelo nariz e conte até quatro, imaginando que está traçando o primeiro lado de um quadrado.

- Prenda a respiração e conte até quatro, visualizando o segundo lado do quadrado.

- Expire lenta e completamente pela boca, contando até quatro, traçando o terceiro lado do quadrado.

- Prenda a respiração novamente e conte até quatro, completando o quadrado.

- Repita este padrão de respiração em caixa por vários ciclos, concentrando-se no relaxamento e na redução do estresse.

Os exercícios respiratórios podem ajudar a melhorar a função pulmonar, reduzir o estresse e promover o relaxamento, tornando-os ferramentas valiosas para controlar os sintomas da tosse seca. Incorpore esses exercícios simples em sua rotina diária para melhorar a saúde respiratória e o bem-estar geral.

Capítulo 4

Medicamentos de venda livre

Embora os remédios caseiros e as modificações no estilo de vida possam muitas vezes proporcionar alívio para a tosse seca, os medicamentos vendidos sem receita médica (OTC) podem ser úteis para controlar os sintomas persistentes ou tratar as causas subjacentes. É importante escolher cuidadosamente os medicamentos de venda livre e usá-los de acordo com as instruções do fabricante ou recomendação de um profissional de saúde.

A. **Supressores de tosse** :
   1. **Dextrometorfano (DM)** :
      - Suprime o reflexo da tosse agindo no centro da tosse no cérebro.
      - Disponível em várias formas, incluindo xaropes, pastilhas e comprimidos.
      - Tenha cuidado ao combinar com outros medicamentos, pois pode interagir com certos medicamentos ou causar sonolência.

   2. **Codeína (disponível em algumas formulações)** :
      - Suprime o reflexo da tosse agindo no sistema nervoso central.

- Normalmente disponível em combinação com outros medicamentos, como paracetamol ou guaifenesina.

- Requer receita médica em alguns países devido ao seu potencial para abuso e dependência.

B. **Expectorantes** :
   - **Guaifenesina** :

- Ajuda a soltar e diluir o muco nas vias respiratórias, facilitando a expulsão através da tosse.

- Disponível em diversas formulações, incluindo xaropes, comprimidos e comprimidos de liberação prolongada.

- Beba muitos líquidos enquanto toma guaifenesina para aumentar sua eficácia na diluição do muco.

C. **Descongestionantes** :
   - **Pseudoefedrina** :

- Alivia a congestão nasal ao contrair os vasos sanguíneos nas passagens nasais.

- Disponível em comprimido ou líquido, geralmente combinado com outros medicamentos para resfriado ou gripe.

- Tenha cuidado em indivíduos com certas condições médicas, como hipertensão ou doenças cardíacas.

- **Fenilefrina** :
    - Atua de forma semelhante à pseudoefedrina, mas é menos eficaz e pode ter menos efeitos colaterais.
    - Disponível em spray nasal ou comprimido oral.

D. **Anti-histamínicos** :
  - **Difenidramina (Benadryl)** :
    - Ajuda a aliviar os sintomas de alergia, como espirros, coriza e coceira na garganta, que podem contribuir para a tosse.
    - Pode causar sonolência, por isso costuma ser tomado na hora de dormir.
  - **Loratadina (Claritin) ou cetirizina (Zyrtec)** :
    - Anti-histamínicos não sonolentos que proporcionam alívio dos sintomas alérgicos sem causar sedação significativa.

E. **Sprays Nasais** :
  - **Spray nasal salino** :
    - Ajuda a hidratar as passagens nasais e a aliviar a congestão nasal.
    - Seguro para uso em adultos e crianças e pode ser usado sempre que necessário.

Antes de usar qualquer medicamento OTC, é importante ler atentamente o rótulo e seguir as instruções de dosagem recomendadas. Se você tiver alguma dúvida ou preocupação sobre medicamentos OTC, consulte um farmacêutico ou profissional de saúde para obter orientação adaptada às suas necessidades específicas e histórico médico.

A. **Antitússicos**

Os antitussígenos são medicamentos desenvolvidos especificamente para suprimir a tosse, agindo sobre o reflexo da tosse. Eles podem ser úteis para aliviar a tosse seca e improdutiva associada a condições como resfriados, gripes ou irritantes. Aqui estão alguns medicamentos antitússicos comuns:

1. **Dextrometorfano (DM)** :
   - O dextrometorfano é um dos medicamentos antitússicos mais comumente usados, disponíveis sem receita.
   - Atua suprimindo o reflexo da tosse no cérebro, proporcionando alívio da tosse.
   - Disponível em várias formas, incluindo xaropes, pastilhas e cápsulas.
   - É importante usar o dextrometorfano conforme as instruções e evitar exceder a dosagem

recomendada, pois o uso indevido pode causar efeitos adversos como tonturas, sonolência ou até overdose.

2. **Codeína** :
   - A codeína é um medicamento antitússico mais forte que às vezes é usado para tratar tosse grave ou persistente.
   - Atua suprimindo a tosse através dos seus efeitos no sistema nervoso central.
   - Medicamentos contendo codeína estão disponíveis em alguns países, muitas vezes combinados com outros ingredientes, como paracetamol ou guaifenesina.
   - Devido ao seu potencial para abuso e dependência, a codeína está normalmente disponível apenas mediante receita médica em muitas regiões.

3. **Benzonatato** :
   - O benzonatato é um medicamento antitussígeno não narcótico que atua entorpecendo a garganta e os pulmões, reduzindo a vontade de tossir.
   - Está disponível em forma de cápsula e deve ser engolido inteiro, pois mastigar ou dissolver as cápsulas pode causar efeitos adversos como dormência na boca e na garganta.

- O benzonatato está disponível sem receita em alguns países, mas pode exigir receita médica em outros.

4. **Folcodina** :
- A folcodina é outro medicamento antitússico que atua suprimindo o reflexo da tosse no cérebro.
- Está disponível em alguns países e pode ser encontrado em xaropes para tosse ou pastilhas.
- Assim como outros antitussígenos, a folcodina deve ser utilizada de acordo com a dosagem e precauções recomendadas para evitar efeitos adversos.

É importante observar que, embora os medicamentos antitússicos possam aliviar a tosse, eles não tratam a causa subjacente da tosse. Se os sintomas de tosse persistirem ou piorarem apesar do tratamento com antitússicos, é aconselhável consultar um profissional de saúde para avaliação e tratamento adicionais. Além disso, certas populações, como crianças, gestantes ou lactantes e pessoas com determinadas condições médicas, podem precisar ter cautela ou procurar orientação médica antes de usar medicamentos antitússicos.

B. **Expectorantes**

Expectorantes são medicamentos que ajudam a soltar e diluir o muco do trato respiratório, facilitando a tosse e a expulsão. Eles são comumente usados para aliviar sintomas de congestão torácica e tosse produtiva associada a infecções respiratórias ou condições como bronquite ou pneumonia. Aqui estão alguns medicamentos expectorantes comuns:

1. **Guaifenesina** :
   - Guaifenesina é um dos medicamentos expectorantes mais utilizados e disponíveis sem receita.
   - Atua aumentando o volume e reduzindo a viscosidade das secreções do trato respiratório, facilitando sua eliminação.
   - A guaifenesina está disponível em várias formulações, incluindo xaropes, comprimidos e comprimidos de liberação prolongada.
   - Geralmente é bem tolerado, mas os efeitos colaterais podem incluir distúrbios gastrointestinais, tonturas ou sonolência em alguns indivíduos.

2. **Bromexina** :
 - A bromexina é outro medicamento expectorante que atua aumentando a produção de secreções do trato respiratório e reduzindo sua viscosidade.
 - Está disponível em alguns países e pode ser encontrado em xaropes ou comprimidos para tosse.
 - A bromexina é frequentemente usada para aliviar os sintomas de doenças respiratórias agudas, como bronquite ou pneumonia.

3. **Ipecacuanha** :
 - Ipecacuanha é um expectorante natural derivado da raiz da planta ipecacuanha.
 - Atua estimulando as glândulas brônquicas para aumentar a produção de muco e promover a tosse.
 - A ipecacuanha está disponível em alguns remédios fitoterápicos para tosse e pode ser usada para aliviar a congestão torácica e a tosse produtiva.

4. **Cloreto de Amônio** :
 - O cloreto de amônio é um medicamento expectorante que atua irritando o revestimento do trato respiratório, levando ao aumento da produção de muco e à tosse.

- Está disponível em alguns xaropes para tosse ou pastilhas e pode ser usado para aliviar sintomas de congestão torácica e tosse produtiva.

Medicamentos expectorantes podem ser úteis para indivíduos com congestão torácica e tosse produtiva associada a doenças respiratórias. No entanto, é importante usar expectorantes conforme as instruções e consultar um profissional de saúde se os sintomas persistirem ou piorarem. Além disso, certas populações, como crianças, gestantes ou lactantes e pessoas com certas condições médicas, podem precisar ter cautela ou procurar orientação médica antes de usar medicamentos expectorantes.

C. **Descongestionantes**

Descongestionantes são medicamentos comumente usados para aliviar a congestão nasal e a pressão sinusal associada a infecções respiratórias superiores, alergias ou sinusite. Eles atuam estreitando os vasos sanguíneos nas passagens nasais, reduzindo o inchaço e a congestão. Aqui estão alguns medicamentos descongestionantes comuns:

1. **Pseudoefedrina** :
   - A pseudoefedrina é um descongestionante amplamente utilizado, disponível em comprimido oral ou líquido.
   - Atua estimulando os receptores alfa-adrenérgicos da mucosa nasal, causando vasoconstrição e reduzindo a congestão nasal.
   - A pseudoefedrina é frequentemente encontrada em combinação com outros medicamentos para resfriado ou alergia e pode estar disponível no balcão ou no balcão da farmácia, dependendo da regulamentação local.
   - É importante usar a pseudoefedrina conforme as instruções e evitar exceder a dosagem recomendada, pois o uso indevido pode levar a efeitos adversos como aumento da frequência cardíaca, elevação da pressão arterial ou insônia.

2. **Fenilefrina** :
   - A fenilefrina é um medicamento descongestionante semelhante à pseudoefedrina, mas é menos eficaz e tem menor duração de ação.
   - É frequentemente encontrado em spray nasal ou comprimido oral e pode ser usado para aliviar a congestão nasal associada a resfriados, alergias ou sinusite.
   - A fenilefrina é geralmente bem tolerada, mas pode causar efeitos colaterais como nervosismo,

tontura ou aumento da pressão arterial em alguns indivíduos.

3. **Oximetazolina** :
   - A oximetazolina é um descongestionante tópico disponível em spray nasal.
   - Atua contraindo os vasos sanguíneos nas vias nasais, proporcionando alívio rápido da congestão nasal.
   - O spray nasal de oximetazolina é comumente usado para alívio de curto prazo da congestão nasal causada por resfriados, alergias ou sinusite.
   - É importante usar o spray nasal de oximetazolina conforme as instruções e evitar o uso prolongado ou excessivo, pois pode causar congestão rebote ou irritação nasal.

4. **Xilometazolina** :
   - A xilometazolina é outro descongestionante tópico disponível em spray nasal.
   - Atua contraindo os vasos sanguíneos da mucosa nasal, reduzindo a congestão nasal e a pressão sinusal.
   - O spray nasal de xilometazolina é comumente usado para alívio de curto prazo da congestão nasal associada a resfriados, alergias ou sinusite.
   - Assim como a oximetazolina, é importante usar o spray nasal de xilometazolina conforme as

instruções e evitar o uso prolongado ou excessivo para evitar congestão rebote ou irritação nasal.

Os medicamentos descongestionantes podem proporcionar alívio eficaz da congestão nasal e da pressão sinusal, mas devem ser usados criteriosamente e de acordo com as instruções do fabricante para minimizar o risco de efeitos adversos. Indivíduos com certas condições médicas, como hipertensão, doenças cardíacas ou distúrbios da tireoide, devem consultar um profissional de saúde antes de usar medicamentos descongestionantes. Além disso, os descongestionantes podem interagir com outros medicamentos, por isso é importante verificar possíveis interações medicamentosas antes de usar.

D. **Analgésicos e AINEs (medicamentos antiinflamatórios não esteróides)**

Analgésicos e AINEs são comumente usados para aliviar a dor e reduzir a inflamação associada a várias condições, incluindo infecções respiratórias, dores de cabeça e musculares. Embora não tratem diretamente a causa subjacente da tosse, podem ajudar a aliviar o desconforto e melhorar o bem-estar geral. Aqui estão alguns analgésicos e AINEs comuns:

1. **Paracetamol (Tylenol)** :
   - O paracetamol é um medicamento analgésico e antipirético amplamente utilizado, eficaz no alívio da dor e na redução da febre.
   - Atua inibindo a produção de prostaglandinas no cérebro, que estão envolvidas na percepção da dor e na regulação da febre.
   - O paracetamol está disponível em várias formulações, incluindo comprimidos, cápsulas e suspensões líquidas, e geralmente é bem tolerado quando usado conforme as instruções.
   - É importante evitar exceder a dose recomendada de paracetamol, pois a sobredosagem pode causar danos ao fígado.

2. **Ibuprofeno (Advil, Motrin) e Naproxeno (Aleve)** :
   - O ibuprofeno e o naproxeno são AINEs que atuam inibindo a produção de prostaglandinas, que estão envolvidas na inflamação, dor e febre.
   - Eles são comumente usados para aliviar dores leves a moderadas associadas a condições como dores de cabeça, dores musculares e cólicas menstruais.

- O ibuprofeno e o naproxeno estão disponíveis em comprimidos, cápsulas e líquidos e geralmente são bem tolerados quando usados conforme as instruções.

- Os efeitos colaterais dos AINEs podem incluir distúrbios gastrointestinais, úlceras estomacais e aumento do risco de eventos cardiovasculares, especialmente com uso prolongado ou em altas doses.

3. **Aspirina (Bayer, Bufferin)** :

- A aspirina é um AINE comumente usado para aliviar a dor, reduzir a inflamação e prevenir a coagulação do sangue.

- Atua inibindo a produção de prostaglandinas e tromboxanos, que estão envolvidos na dor, inflamação e coagulação sanguínea.

- A aspirina está disponível em várias formulações, incluindo comprimidos, comprimidos para mastigar e comprimidos com revestimento entérico.

- Embora a aspirina seja geralmente bem tolerada quando usada conforme as instruções, pode causar distúrbios gastrointestinais, úlceras estomacais e aumento do risco de sangramento, especialmente em altas doses.

4. **Produtos Combinados** :
- Alguns medicamentos vendidos sem receita médica para tosse e resfriado podem conter uma combinação de analgésicos, AINEs, descongestionantes, anti-histamínicos e/ou supressores de tosse.
- Esses produtos combinados são projetados para aliviar vários sintomas associados a infecções respiratórias ou alergias.
- É importante ler atentamente o rótulo dos produtos combinados e evitar tomar vários medicamentos que contenham os mesmos ingredientes ativos para evitar overdose acidental.

Antes de usar analgésicos ou AINEs, é importante ler atentamente o rótulo e utilizá-los conforme as instruções. Indivíduos com certas condições médicas, como doença hepática, renal ou úlceras gastrointestinais, devem consultar um profissional de saúde antes de usar esses medicamentos. Além disso, os AINEs podem interagir com outros medicamentos, por isso é importante verificar possíveis interações medicamentosas antes do uso. Se a dor ou o desconforto persistirem apesar do tratamento com analgésicos ou AINEs, é aconselhável consultar um profissional de saúde para avaliação e tratamento adicionais.

capítulo 5

Suplementos Naturais e Ervas

Suplementos naturais e ervas podem ser usados como abordagens complementares para ajudar a aliviar os sintomas da tosse seca e apoiar a saúde respiratória geral. Embora possam não tratar diretamente a causa subjacente da tosse, podem proporcionar alívio da irritação e inflamação no trato respiratório. Aqui estão alguns suplementos naturais e ervas comuns usados para controlar a tosse seca:

1. **Querida** :
   - O mel é usado há séculos como remédio natural para tosse e irritação na garganta.
   - Possui propriedades antimicrobianas e calmantes que podem ajudar a aliviar a tosse seca e dor de garganta.
   - O mel pode ser tomado sozinho ou misturado com água morna, limão ou chás de ervas para obter benefícios adicionais.

2. **Gengibre** :
   - O gengibre tem propriedades antiinflamatórias e antimicrobianas que podem ajudar a aliviar a irritação na garganta e reduzir a tosse.

- Pode ser consumido fresco, como chá ou em cápsulas para aliviar os sintomas da tosse seca.

3. **Eucalipto** :
   - O óleo de eucalipto é comumente usado como descongestionante e expectorante natural.
   - Inalar vapor de eucalipto ou usar óleo de eucalipto em um difusor pode ajudar a aliviar a congestão nasal e facilitar a respiração.

4. **Hortelã-pimenta** :
   - A hortelã possui mentol, que atua como descongestionante natural e relaxante da garganta, ajudando a aliviar a tosse e facilitar a respiração.
   - O chá de hortelã-pimenta ou a inalação de vapor de hortelã-pimenta podem aliviar os sintomas da tosse seca.

5. **Raiz de Alcaçuz** :
   - A raiz de alcaçuz tem propriedades demulcentes, o que significa que forma uma película calmante sobre o revestimento da garganta, reduzindo a irritação e a tosse.
   - Chá de raiz de alcaçuz ou pastilhas podem ser usados para aliviar tosse seca e dor de garganta.

6. **Raiz de Marshmallow** :
   - A raiz do marshmallow contém mucilagem, que forma uma camada protetora sobre a garganta e acalma a irritação.
   - Chá ou cápsulas de raiz de marshmallow podem ajudar a aliviar a tosse seca e promover conforto na garganta.

7. **Tomilho** :
   - O tomilho contém compostos com propriedades expectorantes e antimicrobianas que podem ajudar a liberar o muco e aliviar a tosse.
   - O chá de tomilho ou a inalação do vapor de tomilho podem aliviar os sintomas da tosse seca.

8. **Olmo escorregadio** :
   - O olmo contém mucilagem, que forma uma camada calmante sobre a garganta e reduz a irritação.
   - Pastilhas ou cápsulas de olmo podem ajudar a aliviar a tosse seca e promover conforto na garganta.

Antes de usar suplementos e ervas naturais, é importante consultar um profissional de saúde, especialmente se você tiver algum problema de saúde subjacente ou estiver tomando medicamentos. Alguns remédios naturais podem interagir com certos medicamentos ou podem não ser adequados para todos. Além disso, é importante usar produtos confiáveis e de alta qualidade e seguir cuidadosamente as instruções de dosagem.

Equinácea

Equinácea é um remédio herbal popular comumente usado para apoiar a função imunológica e aliviar os sintomas de infecções respiratórias, incluindo tosse, resfriado e gripe. É derivado da planta Echinacea, nativa da América do Norte e usada há séculos pelas tribos nativas americanas por suas propriedades medicinais. Aqui estão alguns pontos-chave sobre a Equinácea:

1. **Suporte Imunológico** :
   - Acredita-se que a Echinacea estimula o sistema imunológico, aumentando a produção de glóbulos brancos, que desempenham um papel fundamental no combate às infecções.
   - Contém compostos ativos como alcamidas, polissacarídeos e flavonóides, que demonstraram ter efeitos imunomoduladores.

2. **Propriedades Antivirais e Antibacterianas** :

- Descobriu-se que a equinácea possui propriedades antivirais e antibacterianas, que podem ajudar a prevenir e tratar infecções respiratórias causadas por vírus e bactérias.
- Pode ajudar a reduzir a gravidade e a duração dos sintomas associados a infecções respiratórias, incluindo tosse, dor de garganta e congestão.

3. **Efeitos antiinflamatórios** :

- A equinácea apresenta efeitos antiinflamatórios, que podem ajudar a reduzir a inflamação no trato respiratório e aliviar os sintomas de tosse e congestão.
- Pode ajudar a acalmar os tecidos irritados da garganta e promover o conforto respiratório.

4. **Formas e Dosagens** :

- Os suplementos de Echinacea estão disponíveis em várias formas, incluindo cápsulas, comprimidos, extratos líquidos e chás.
- As recomendações de dosagem podem variar dependendo do produto específico e da formulação.
- É importante seguir as instruções de dosagem fornecidas no rótulo do produto ou consultar um profissional de saúde para recomendações personalizadas.

5. **Segurança e efeitos colaterais** :
   - A equinácea é geralmente considerada segura para a maioria das pessoas quando usada conforme as instruções.
   - Os efeitos colaterais são raros, mas podem incluir distúrbios gastrointestinais, reações alérgicas ou erupções cutâneas em alguns indivíduos.
   - Pessoas com doenças autoimunes, alergias a plantas da família Asteraceae (como ambrósia, malmequeres ou margaridas) ou certas condições médicas devem consultar um profissional de saúde antes de usar Echinacea.

6. **Use como remédio para tosse** :
   - A Echinacea pode ser usada como parte de uma abordagem holística para controlar os sintomas de tosse associados a infecções respiratórias.
   - Pode ser tomado por via oral como suplemento ou consumido como chá para apoiar a função imunológica e aliviar os sintomas de tosse e resfriado.

No geral, a Echinacea é um remédio herbal popular com benefícios potenciais para apoiar a função imunológica e aliviar os sintomas de infecções respiratórias, incluindo tosse. No entanto, são necessárias mais pesquisas para compreender completamente sua eficácia e segurança no alívio da tosse. É sempre aconselhável consultar um profissional de saúde antes de usar Echinacea ou qualquer outro suplemento fitoterápico, especialmente se você tiver algum problema de saúde subjacente ou estiver tomando medicamentos.

Ruivo

O gengibre, conhecido cientificamente como Zingiber officinale, é uma erva versátil que tem sido usada há séculos na medicina tradicional por seus diversos benefícios à saúde. É comumente usado como tempero culinário e também como remédio natural para uma ampla gama de doenças, incluindo tosse e problemas respiratórios. Aqui estão alguns pontos-chave sobre o gengibre e seus benefícios potenciais para o controle da tosse:

1. **Propriedades Antiinflamatórias** :
    - O gengibre contém compostos bioativos como o gingerol, que possuem potentes efeitos antiinflamatórios.
    - Estas propriedades anti-inflamatórias podem ajudar a reduzir a inflamação no trato respiratório,

proporcionando alívio da tosse e de outros sintomas respiratórios.

2. **Efeitos Antioxidantes** :
- O gengibre é rico em antioxidantes, que ajudam a neutralizar os radicais livres nocivos no corpo.
- Ao reduzir o estresse oxidativo e a inflamação, o gengibre pode ajudar a aliviar os sintomas de infecções respiratórias e apoiar a saúde respiratória geral.

3. **Ação Mucolítica** :
- O gengibre tem propriedades mucolíticas, o que significa que ajuda a soltar e expelir o muco do trato respiratório.
- Isto pode ser particularmente benéfico para indivíduos com congestão no peito e tosse produtiva, pois o gengibre pode ajudar a eliminar o excesso de muco e melhorar a respiração.

4. **Efeitos antitússicos** :
- Alguns estudos sugerem que o gengibre pode ter efeitos antitússicos, o que significa que pode ajudar a suprimir a tosse.
- Ao acalmar a irritação da garganta e reduzir a vontade de tossir, o gengibre pode aliviar os sintomas da tosse seca.

5. **Suporte Imunológico** :
   - O gengibre é conhecido por ter propriedades que estimulam o sistema imunológico, o que pode ajudar a fortalecer as defesas naturais do corpo contra infecções respiratórias.
   - Consumir gengibre regularmente pode ajudar a apoiar a função imunológica e reduzir o risco de desenvolver tosse e resfriado.

6. **Facilidade de uso** :
   - O gengibre pode ser consumido de várias formas, incluindo raiz de gengibre fresco, chá de gengibre, cápsulas de gengibre ou suplementos de gengibre.
   - O chá de gengibre, em particular, é um remédio popular e calmante para tosse e problemas respiratórios. Simplesmente coloque fatias de gengibre fresco ou saquinhos de chá de gengibre em água quente e beba ao longo do dia.

7. **Segurança e Precauções** :
   - O gengibre é geralmente considerado seguro para a maioria das pessoas quando consumido em quantidades moderadas.
   - No entanto, alguns indivíduos podem apresentar efeitos colaterais leves, como azia, dores de estômago ou reações alérgicas.

- É aconselhável consultar um profissional de saúde antes de usar suplementos de gengibre, especialmente se você tiver algum problema de saúde subjacente ou estiver tomando medicamentos.

Em resumo, o gengibre é um remédio natural com benefícios potenciais no controle dos sintomas da tosse e na promoção da saúde respiratória. Incorporar gengibre em sua dieta ou consumir remédios à base de gengibre pode ajudar a aliviar a tosse e apoiar o bem-estar geral. No entanto, é essencial usar gengibre com segurança e consultar um profissional de saúde se tiver alguma dúvida ou dúvida sobre seu uso no alívio da tosse.

A raiz do marshmallow

A raiz de marshmallow, também conhecida como Althaea officinalis, é uma erva com uma longa história de uso na medicina tradicional por suas propriedades calmantes e curativas. É comumente usado para aliviar vários problemas respiratórios, incluindo tosse e dores de garganta. Aqui estão alguns pontos-chave sobre a raiz de marshmallow e seus benefícios potenciais para o controle da tosse:

1. **Propriedades Demulcentes** :
   - A raiz do marshmallow contém altos níveis de mucilagem, uma substância gelatinosa que forma uma camada protetora sobre as membranas mucosas da garganta e do trato respiratório.
   - Esta qualidade mucilaginosa confere à raiz do marshmallow suas propriedades demulcentes, permitindo acalmar e lubrificar os tecidos irritados, tornando-a eficaz no alívio da tosse seca e dor de garganta.

2. **Ação Expectorante** :
   - Embora a raiz do marshmallow seja conhecida principalmente por suas propriedades demulcentes, ela também possui efeitos expectorantes leves.
   - Ao ajudar a soltar e expelir o muco do trato respiratório, a raiz de marshmallow pode ajudar a aliviar a congestão no peito e a tosse produtiva.

3. **Efeitos antiinflamatórios** :
   - A raiz do marshmallow contém compostos com propriedades antiinflamatórias, que podem ajudar a reduzir a inflamação na garganta e no trato respiratório.
   - Esta ação antiinflamatória pode ajudar a aliviar os sintomas da tosse, acalmando a irritação e promovendo a cura.

4. **Suporte Imunológico** :
   - A raiz do marshmallow contém antioxidantes, que podem ajudar a apoiar a função imunológica e proteger contra o estresse oxidativo.
   - Ao reforçar as defesas naturais do corpo, a raiz de marshmallow pode ajudar a reduzir o risco de desenvolver tosse e infecções respiratórias.

5. **Facilidade de uso** :
   - A raiz do marshmallow pode ser consumida de diversas formas, incluindo chás, tinturas, cápsulas e pastilhas.
   - O chá de raiz de marshmallow, em particular, é um remédio popular para tosse e dor de garganta. Simplesmente coloque a raiz de marshmallow seca em água quente por alguns minutos, depois coe e beba o chá conforme necessário.

6. **Segurança e Precauções** :
   - A raiz de marshmallow é geralmente considerada segura para a maioria das pessoas quando usada em doses apropriadas.
   - No entanto, indivíduos com certas condições médicas, como diabetes ou níveis baixos de açúcar no sangue, devem ter cuidado ao consumir raiz de marshmallow, pois pode afetar os níveis de açúcar no sangue.

- Grávidas ou lactantes devem consultar um profissional de saúde antes de usar raiz de marshmallow.

Em resumo, a raiz de marshmallow é um remédio natural com propriedades mucilaginosas e calmantes que pode ajudar a aliviar tosses e dores de garganta. Incorporar raiz de marshmallow em sua dieta ou usar remédios à base de raiz de marshmallow pode aliviar os sintomas de tosse e apoiar a saúde respiratória. No entanto, é essencial usar raiz de marshmallow com segurança e consultar um profissional de saúde se tiver alguma dúvida ou dúvida sobre seu uso para o alívio da tosse.

Olmo escorregadio

O olmo, cientificamente conhecido como Ulmus rubra, é uma árvore nativa da América do Norte que tem sido usada há séculos na medicina tradicional por suas propriedades calmantes e curativas. A casca do olmo é a parte da árvore mais comumente usada para fins medicinais. Contém mucilagem, uma substância gelatinosa que se torna escorregadia quando misturada com água, daí o seu nome. Aqui estão alguns pontos-chave sobre o olmo e seus benefícios potenciais para o controle da tosse:

1. **Propriedades Demulcentes** :
   - A casca do olmo é rica em mucilagem, o que lhe confere propriedades demulcentes.
   - Quando consumido, o olmo forma uma camada calmante e protetora sobre as membranas mucosas da garganta e do trato respiratório, ajudando a aliviar a irritação e inflamação associadas à tosse.

2. **Acalma dores de garganta** :
   - O olmo pode ajudar a aliviar dores de garganta, reduzindo a inflamação e fornecendo uma camada calmante de proteção.
   - Também pode ajudar a reduzir a vontade de tossir, acalmando os tecidos irritados da garganta.

3. **Ação Mucolítica** :
   - Além de suas propriedades demulcentes, o olmo tem efeitos mucolíticos leves.
   - Pode ajudar a soltar e diluir o muco do trato respiratório, facilitando sua expulsão através da tosse e reduzindo a congestão no peito.

4. **Efeitos antiinflamatórios** :
   - O olmo contém compostos com propriedades antiinflamatórias, que podem ajudar a reduzir a inflamação na garganta e no trato respiratório.
   - Esta ação anti-inflamatória pode contribuir ainda mais para a sua eficácia no alívio dos sintomas da tosse.

5. **Facilidade de uso** :
   - O olmo está comumente disponível em várias formas, incluindo chás, cápsulas, pastilhas e sprays para a garganta.
   - O chá de olmo, feito mergulhando casca de olmo em pó em água quente, é um remédio popular para tosse e dor de garganta. Pode ser consumido várias vezes ao dia conforme necessário para alívio.

6. **Segurança e Precauções** :
   - O olmo é geralmente considerado seguro para a maioria das pessoas quando usado em doses apropriadas.
   - No entanto, indivíduos com certas condições médicas, como diabetes ou baixo nível de açúcar no sangue, devem ter cuidado ao consumir olmo, pois pode afetar os níveis de açúcar no sangue.
   - Grávidas ou lactantes devem consultar um profissional de saúde antes de usar olmo-escorregadio.

Em resumo, o olmo-escorregadio é um remédio natural com propriedades demulcentes, mucolíticas e anti-inflamatórias que podem ajudar a aliviar tosses e dores de garganta. Incorporar olmo-escorregadio em sua dieta ou usar remédios à base de olmo-escorregadio pode aliviar os sintomas da tosse e apoiar a saúde respiratória. No entanto, é essencial usar o olmo com segurança e consultar um profissional de saúde se tiver alguma dúvida ou dúvida sobre seu uso para o alívio da tosse.

Raiz de alcaçuz

A raiz de alcaçuz, derivada da planta Glycyrrhiza glabra, tem sido usada há séculos na medicina tradicional por seus diversos benefícios à saúde. É comumente usado como remédio natural para tosse, dor de garganta e problemas respiratórios devido às suas propriedades calmantes e antiinflamatórias. Aqui estão alguns pontos-chave sobre a raiz de alcaçuz e seus benefícios potenciais no controle da tosse:

1. **Propriedades Demulcentes** :
   - A raiz de alcaçuz contém compostos que lhe conferem propriedades emolientes, permitindo

formar uma camada calmante e protetora sobre as mucosas da garganta e do trato respiratório.

- Esta qualidade mucilaginosa ajuda a aliviar a irritação e a inflamação, tornando-a eficaz para acalmar tosse seca e dor de garganta.

2. **Ação Expectorante** :
- A raiz de alcaçuz tem efeitos expectorantes, o que significa que ajuda a soltar e expelir o muco do trato respiratório.

- Ao promover a eliminação do muco, a raiz de alcaçuz pode ajudar a aliviar a congestão no peito e a tosse produtiva.

3. **Efeitos antiinflamatórios** :
- A raiz de alcaçuz contém glicirrizina, um composto com potentes propriedades antiinflamatórias.

- Esses efeitos antiinflamatórios ajudam a reduzir a inflamação na garganta e no trato respiratório, proporcionando alívio dos sintomas da tosse.

4. **Propriedades Antivirais e Antimicrobianas** :
- Foi demonstrado que a raiz de alcaçuz possui propriedades antivirais e antimicrobianas, que podem ajudar a combater infecções respiratórias.

- Ao inibir o crescimento de vírus e bactérias, a raiz de alcaçuz pode ajudar a prevenir e tratar tosses e resfriados.

5. **Suporte Imunológico** :
   - A raiz de alcaçuz contém antioxidantes, que ajudam a apoiar a função imunológica e a proteger contra o estresse oxidativo.
   - Ao reforçar as defesas naturais do corpo, a raiz de alcaçuz pode ajudar a reduzir a gravidade e a duração da tosse e das infecções respiratórias.

6. **Facilidade de uso** :
   - A raiz de alcaçuz pode ser consumida de diversas formas, incluindo chás, cápsulas, extratos e pastilhas.
   - O chá de raiz de alcaçuz, feito mergulhando a raiz de alcaçuz seca em água quente, é um remédio popular para tosse e dor de garganta. Pode ser consumido várias vezes ao dia conforme necessário para alívio.

7. **Segurança e Precauções** :
   - Embora a raiz de alcaçuz seja geralmente considerada segura para a maioria das pessoas quando consumida em quantidades moderadas, o uso excessivo ou prolongado pode causar efeitos

colaterais como hipertensão, hipocalemia (baixos níveis de potássio) e retenção de líquidos.

- Indivíduos com certas condições médicas, como pressão alta, doenças cardíacas, renais ou diabetes, devem ter cuidado ao consumir raiz de alcaçuz e podem precisar evitá-la completamente.

- Grávidas ou lactantes devem consultar um profissional de saúde antes de usar raiz de alcaçuz.

Em resumo, a raiz de alcaçuz é um remédio natural com propriedades demulcentes, expectorantes, anti-inflamatórias e de suporte imunológico que podem ajudar a aliviar tosses e dores de garganta. Incorporar raiz de alcaçuz em sua dieta ou usar remédios à base de raiz de alcaçuz pode aliviar os sintomas da tosse e apoiar a saúde respiratória. No entanto, é essencial usar a raiz de alcaçuz com segurança e consultar um profissional de saúde se tiver alguma dúvida ou dúvida sobre seu uso para o alívio da tosse.

Capítulo 6

Estilo de vida e considerações dietéticas

Além do uso de remédios e suplementos, certas mudanças no estilo de vida e na dieta podem ajudar a controlar e aliviar a tosse seca. Aqui estão algumas considerações:

1. **Hidratação** :
    - Beba bastante líquido, como água, chás de ervas e caldos, para se manter hidratado. Isso ajuda a manter o trato respiratório úmido e pode aliviar a irritação na garganta.

2. **Evite irritantes** :
    - Evite a exposição à fumaça, poluentes e outros irritantes ambientais que podem piorar os sintomas da tosse.
    - Use um umidificador para adicionar umidade ao ar, especialmente em ambientes internos secos, o que pode ajudar a aliviar a tosse e acalmar as vias respiratórias irritadas.

3. **Descanse e Durma** :
    - Descanse adequadamente e priorize o sono para apoiar o sistema imunológico do corpo e promover a cura.

4. **Dieta Nutritiva** :
   - Faça uma dieta balanceada, rica em frutas, vegetais, proteínas magras e grãos integrais para apoiar a saúde geral e a função imunológica.
   - Inclua alimentos com propriedades anti-inflamatórias, como gengibre, alho, cúrcuma e ácidos graxos ômega-3, que podem ajudar a reduzir a inflamação no trato respiratório.

5. **Evite alimentos desencadeantes** :
   - Limite ou evite alimentos que possam agravar os sintomas da tosse, como alimentos picantes, alimentos e bebidas ácidas, laticínios e alimentos processados ou açucarados.

6. **Exercício suave** :
   - Pratique exercícios leves, como caminhada, ioga ou tai chi, para promover a circulação e a saúde respiratória.
   - Evite exercícios extenuantes ou atividades que possam agravar a tosse ou os sintomas respiratórios.

7. **Gerenciamento de estresse** :
   - Pratique técnicas de redução do estresse, como exercícios de respiração profunda, meditação ou atenção plena, para ajudar a controlar os níveis de estresse.

- O estresse crônico pode enfraquecer o sistema imunológico e exacerbar os sintomas da tosse, por isso é importante encontrar maneiras saudáveis de lidar com o estresse.

8. **Boa higiene bucal** :
   - Mantenha uma boa higiene bucal escovando e usando fio dental regularmente e usando enxaguatório bucal sem álcool.
   - A saúde bucal pode afetar a saúde respiratória, portanto, cuidar dos dentes e gengivas pode ajudar a reduzir o risco de infecções orais que podem contribuir para a tosse.

9. **Evite álcool e cafeína** :
   - Limite ou evite álcool e cafeína, pois podem contribuir para a desidratação e irritar a garganta, piorando os sintomas da tosse.

10. **Procure atendimento médico** :
    - Se os sintomas de tosse persistirem por mais de algumas semanas, forem graves ou acompanhados por outros sintomas preocupantes, como febre, dificuldade em respirar ou dor no peito, procure atendimento médico imediatamente para diagnóstico e tratamento adequados.

Ao incorporar essas considerações sobre estilo de vida e dieta em sua rotina diária, você pode ajudar a controlar os sintomas de tosse seca e apoiar a saúde respiratória. No entanto, se os sintomas da tosse persistirem ou piorarem apesar destas medidas, é importante consultar um profissional de saúde para avaliação e tratamento adicionais.

Evitando irritantes

Evitar irritantes é crucial para controlar a tosse seca e manter a saúde respiratória. Aqui estão algumas dicas importantes para minimizar a exposição a irritantes:

1. **Pare de fumar** :
   - Se você fuma, parar de fumar é uma das medidas mais importantes que você pode tomar para proteger seu sistema respiratório. Fumar irrita as vias respiratórias, causando tosse e outros sintomas respiratórios.

2. **Evite o fumo passivo** :
   - Limite a exposição ao fumo passivo, que contém muitos dos mesmos produtos químicos nocivos que o fumo do cigarro e pode irritar o trato respiratório.

3. **Reduzir a poluição do ar interno** :
   - Mantenha o ar interno limpo usando purificadores de ar ou filtros para remover poluentes, poeira e alérgenos.
   - Ventile sua casa regularmente abrindo janelas e portas para permitir a circulação de ar fresco.

4. **Minimizar a exposição a poluentes ambientais** :
   - Evite passar tempo em áreas com elevados níveis de poluição atmosférica, como perto de estradas movimentadas ou instalações industriais.
   - Verifique os relatórios de qualidade do ar e evite atividades ao ar livre nos dias em que os níveis de poluição atmosférica são elevados.

5. **Use equipamento de proteção** :
   - Se você trabalha em ambientes com potenciais irritantes respiratórios, como poeira, produtos químicos ou vapores, use equipamentos de proteção adequados, como máscaras ou respiradores.

6. **Reduza a exposição a alérgenos** :
   - Identifique e minimize a exposição a alérgenos que podem provocar tosse, como pólen, ácaros, pêlos de animais e mofo.

- Use capas à prova de alérgenos em travesseiros e colchões e limpe regularmente roupas de cama e carpetes para reduzir o acúmulo de alérgenos.

7. **Evite odores e perfumes fortes** :
   - Odores e perfumes fortes podem irritar o trato respiratório e provocar tosse em indivíduos sensíveis. Evite usar ou estar perto de produtos com cheiro forte sempre que possível.

8. **Proteger contra irritantes internos** :
   - Use produtos de limpeza não tóxicos e evite usar sprays aerossóis ou produtos químicos agressivos que possam liberar vapores irritantes.
   - Mantenha os níveis de umidade interna entre 30-50% para evitar o crescimento de mofo e reduzir a irritação respiratória.

9. **Proteger contra irritantes externos** :
   - Use uma máscara ou lenço sobre a boca e o nariz em dias frios ou ventosos para ajudar a aquecer e umidificar o ar antes de inspirá-lo.
   - Evite atividades ao ar livre em épocas de altos níveis de pólen ou poluição, especialmente se você tiver tendência a irritações respiratórias.

10. **Mantenha-se informado** :
- Mantenha-se informado sobre potenciais irritantes no seu ambiente e tome medidas proativas para minimizar a exposição.
- Monitorizar relatórios de qualidade do ar, contagens de pólen e outras informações relevantes para tomar decisões informadas sobre atividades ao ar livre e riscos de exposição.

Ao evitar irritantes respiratórios e minimizar a exposição a possíveis desencadeantes, você pode ajudar a reduzir a frequência e a gravidade dos episódios de tosse seca e apoiar a saúde respiratória geral. Se você tiver preocupações ou dúvidas específicas sobre como evitar irritantes, consulte um profissional de saúde para obter aconselhamento e orientação personalizados.

Modificações dietéticas para controlar a tosse seca

Fazer modificações na dieta pode desempenhar um papel significativo no controle da tosse seca e no apoio à saúde respiratória. Aqui estão algumas dicas dietéticas a serem consideradas:

1. **Mantenha-se hidratado** :
   - Beba bastante líquido, como água, chás de ervas e caldos claros, para manter o trato respiratório úmido e ajudar a diluir as secreções de muco, facilitando sua expulsão através da tosse.

2. **Consumir Alimentos Antiinflamatórios** :
   - Inclua alimentos ricos em nutrientes antiinflamatórios, como frutas, vegetais, grãos integrais, nozes, sementes e peixes gordurosos como salmão e cavala.
   - Incorpore regularmente nas suas refeições alimentos com propriedades anti-inflamatórias, como gengibre, açafrão, alho, cebola e folhas verdes.

3. **Inclua alimentos ricos em vitamina C** :
   - A vitamina C é conhecida por suas propriedades antioxidantes e de reforço imunológico, que podem ajudar a apoiar a saúde respiratória e reduzir a gravidade dos sintomas de tosse.
   - Inclua alimentos ricos em vitamina C, como frutas cítricas (laranjas, limões, toranjas), kiwi, morangos, pimentões e brócolis, em sua dieta.

4. **Aumentar a ingestão de líquidos** :
   - Consuma líquidos quentes como chás de ervas, água morna com limão e mel e caldos claros, que podem ajudar a acalmar a garganta e aliviar a tosse.

5. **Evite alimentos desencadeantes** :
   - Limitar ou evitar alimentos e bebidas que possam exacerbar os sintomas de tosse ou desencadear refluxo ácido, como alimentos picantes, alimentos e bebidas ácidas (frutas cítricas, tomates, café, bebidas carbonatadas), laticínios e alimentos processados ou açucarados.

6. **Incorpore Mel e Limão** :
   - O mel tem propriedades antibacterianas e calmantes naturais que podem ajudar a aliviar a irritação na garganta e suprimir a tosse. Misture o mel em água morna ou em chás de ervas para obter alívio adicional.
   - O limão é rico em vitamina C e pode ajudar a diluir as secreções de muco, facilitando sua expulsão. Esprema suco de limão fresco em água morna ou chás de ervas para obter benefícios adicionais.

7. **Escolha alimentos quentes e calmantes** :
   - Opte por alimentos quentes e calmantes, como sopas, ensopados, aveia e grãos cozidos, que podem ajudar a proporcionar conforto e alívio da tosse.
   - Evite alimentos e bebidas muito quentes ou muito frias, pois temperaturas extremas podem irritar a garganta e provocar tosse.

8. **Ingestão moderada de álcool e cafeína** :
   - Limitar o consumo de álcool e cafeína, pois podem contribuir para a desidratação e irritar a garganta, agravando os sintomas da tosse.

9. **Mantenha uma dieta balanceada** :
   - Faça uma dieta balanceada que inclua uma variedade de alimentos ricos em nutrientes para apoiar a saúde geral e a função imunológica.
   - Inclua proteínas magras, gorduras saudáveis e carboidratos complexos para fornecer nutrientes e energia essenciais para um bem-estar ideal.

10. **Ouça seu corpo** :
    - Preste atenção em como seu corpo responde a diferentes alimentos e bebidas e faça os ajustes necessários.
    - Se certos alimentos ou bebidas piorarem os sintomas da tosse ou causarem desconforto, considere eliminá-los ou reduzi-los da sua dieta.

Ao fazer modificações na dieta e escolher alimentos que apoiem a saúde respiratória, você pode ajudar a controlar os sintomas da tosse seca e promover o bem-estar geral. No entanto, se os sintomas da tosse persistirem ou piorarem apesar das mudanças na dieta, é essencial consultar um profissional de saúde para avaliação e tratamento adicionais.

Higiene adequada do sono para controlar a tosse seca

Boas práticas de higiene do sono podem contribuir para uma melhor saúde geral e ajudar a controlar os sintomas da tosse seca. Aqui estão algumas dicas para promover um sono reparador e reduzir a tosse à noite:

1. **Estabeleça um horário de sono consistente** :
   - Vá para a cama e acorde no mesmo horário todos os dias, inclusive nos finais de semana, para regular o relógio interno do seu corpo e promover uma melhor qualidade do sono.

2. **Crie uma rotina relaxante para dormir** :
   - Desenvolva uma rotina calmante antes do sono para sinalizar ao seu corpo que é hora de relaxar.

Isso pode incluir atividades como ler, tomar um banho quente, praticar técnicas de relaxamento como respiração profunda ou meditação, ou ouvir música suave.

3. **Crie um ambiente de sono confortável** :
    - Certifique-se de que seu quarto seja propício para dormir, mantendo-o fresco, escuro e silencioso. Use cortinas blackout, protetores de ouvido ou máquinas de ruído branco, se necessário, para bloquear interrupções externas.
    - Invista em um colchão confortável e travesseiros que proporcionem suporte adequado ao seu corpo.

4. **Evite estimulantes antes de dormir** :
    - Evite consumir cafeína e nicotina nas horas que antecedem a hora de dormir, pois podem interferir na sua capacidade de adormecer e permanecer dormindo.
    - Limite a ingestão de álcool, pois pode perturbar os padrões de sono e piorar os sintomas da tosse.

5. **Limite o tempo de tela antes de dormir** :
    - Reduza a exposição a dispositivos eletrônicos como smartphones, tablets, computadores e televisões uma hora antes de dormir. A luz azul

emitida por esses aparelhos pode interferir na produção de melatonina, hormônio que regula o sono.

- Considere usar filtros de luz azul ou configurações de "modo noturno" em dispositivos eletrônicos para reduzir a exposição à luz azul à noite.

6. **Abordar alérgenos e irritantes** :
- Mantenha seu quarto limpo e livre de poeira, pêlos de animais e outros alérgenos que podem provocar tosse e atrapalhar o sono.
- Use roupas de cama e fronhas hipoalergênicas para minimizar a exposição a alérgenos.

7. **Eleve sua cabeça** :
- Se a tosse piorar quando estiver deitado, tente elevar a cabeceira da cama ou usar travesseiros extras para se apoiar. Isso pode ajudar a reduzir o gotejamento pós-nasal e a irritação na garganta.

8. **Mantenha-se hidratado** :
- Beba muitos líquidos ao longo do dia para se manter hidratado, mas tente limitar a ingestão nas horas que antecedem a hora de dormir para reduzir a probabilidade de precisar urinar durante a noite.

9. Use remédios para tosse antes de dormir :

   - Tome quaisquer medicamentos ou remédios para tosse prescritos ou vendidos sem receita médica antes de dormir, conforme indicado pelo seu médico.
   - Use pastilhas para a garganta, xaropes para a tosse ou outros supressores da tosse para ajudar a reduzir a tosse e a irritação da garganta durante a noite.

10. Consulte um profissional de saúde :
   - Se a tosse persistir à noite, apesar da implementação de práticas de higiene do sono e do uso de remédios para tosse, consulte um profissional de saúde para avaliação adicional e opções de tratamento.

Ao incorporar essas práticas de higiene do sono em sua rotina noturna, você pode criar um ambiente propício para um sono reparador e ajudar a minimizar os episódios de tosse durante a noite. Se a tosse continuar a perturbar o seu sono ou piorar com o tempo, procure orientação de um profissional de saúde para tratamento e tratamento adequados.

Capítulo 7

Opções de tratamento médico profissional para tosse seca

Se os remédios caseiros e as modificações no estilo de vida não proporcionarem alívio suficiente da tosse seca, ou se a tosse for persistente ou acompanhada de outros sintomas preocupantes, pode ser necessário procurar tratamento médico. Aqui estão algumas opções de tratamento médico profissional para controlar a tosse seca:

1. **Avaliação Médica** :
    - Consulte um profissional de saúde, como um médico de cuidados primários ou pneumologista, para uma avaliação abrangente dos seus sintomas de tosse.
    - Seu médico revisará seu histórico médico, realizará um exame físico e poderá solicitar exames de diagnóstico, como radiografias de tórax, testes de função pulmonar ou exames de sangue, para determinar a causa subjacente de sua tosse.

2. **Medicamentos prescritos** :
    - Dependendo da causa subjacente da tosse, o seu médico pode prescrever medicamentos para

ajudar a aliviar os sintomas e tratar a doença subjacente.

- Por exemplo, antibióticos podem ser prescritos para infecções bacterianas, corticosteróides podem ser usados para reduzir a inflamação nas vias aéreas e anti-histamínicos ou sprays nasais de corticosteróides podem ser recomendados para alergias ou gotejamento pós-nasal.

3. **Supressores de tosse** :

- Antitussígenos prescritos, como codeína ou dextrometorfano, podem ser prescritos para ajudar a reduzir a frequência e a intensidade dos episódios de tosse, especialmente se a tosse estiver interferindo no sono ou nas atividades diárias.

- Estes medicamentos devem ser usados com cautela e sob orientação de um profissional de saúde, pois podem ter efeitos colaterais e podem não ser adequados para todas as pessoas.

4. **Broncodilatadores** :

- Broncodilatadores, como albuterol ou ipratrópio, podem ser prescritos para ajudar a abrir as vias aéreas e melhorar a respiração em indivíduos com asma ou doença pulmonar obstrutiva crônica (DPOC) que apresentam tosse e chiado no peito.

5. **Tratamento de Condições Subjacentes** :
   - Se a tosse seca for causada por uma condição médica subjacente, como asma, alergias, doença do refluxo gastroesofágico (DRGE) ou bronquite crônica, o tratamento se concentrará no controle e tratamento da doença subjacente.
   - Isto pode envolver modificações no estilo de vida, ajustes na medicação ou outras intervenções adaptadas à condição específica que contribui para a tosse.

6. **Encaminhamento para Especialistas** :
   - Em alguns casos, o seu médico de cuidados primários pode encaminhá-lo para um especialista, como um pneumologista, alergista, gastroenterologista ou otorrinolaringologista, para avaliação e tratamento adicionais da sua tosse.
   - Os especialistas podem fornecer experiência no diagnóstico e tratamento de doenças respiratórias, alérgicas, gastrointestinais ou relacionadas à garganta que possam estar contribuindo para a tosse.

7. **Terapia Respiratória** :
   - Os terapeutas respiratórios podem fornecer tratamentos e técnicas especializadas para ajudar a controlar os sintomas da tosse e melhorar a função respiratória.

- Isso pode incluir programas de reabilitação pulmonar, exercícios respiratórios, fisioterapia respiratória ou o uso de dispositivos de desobstrução das vias aéreas para ajudar a limpar o muco dos pulmões.

8. **Cuidados de Suporte** :
- Além dos tratamentos médicos, podem ser recomendadas medidas de cuidados de suporte para ajudar a aliviar os sintomas e promover o conforto.
- Isso pode incluir manter-se hidratado, usar umidificadores ou inalar vapor para hidratar as vias respiratórias e evitar a exposição a irritantes ou gatilhos respiratórios.

É importante trabalhar em estreita colaboração com seu médico para desenvolver um plano de tratamento individualizado, adaptado às suas necessidades específicas e condição subjacente. Certifique-se de seguir as recomendações do seu médico e comparecer às consultas de acompanhamento conforme indicado para monitorar seu progresso e fazer os ajustes necessários em seu plano de tratamento. Se você sentir algum sintoma preocupante ou agravamento, entre em contato com seu médico imediatamente para avaliação e tratamento adicionais.

Medicamentos prescritos podem ser recomendados por um profissional de saúde para tratar doenças subjacentes que contribuem para a tosse seca ou para aliviar os sintomas da tosse. Aqui estão alguns tipos comuns de medicamentos prescritos usados para controlar a tosse seca:

1. **Antibióticos** :
 - Se a tosse seca for causada por uma infecção bacteriana, como pneumonia ou bronquite, podem ser prescritos antibióticos para combater a infecção subjacente e reduzir a tosse.

2. **Corticosteroides** :
 - Os corticosteróides, como a prednisona ou a fluticasona, podem ser prescritos para reduzir a inflamação nas vias respiratórias e nos pulmões, particularmente em condições como asma ou doença pulmonar obstrutiva crónica (DPOC) que estão associadas à inflamação das vias respiratórias e à tosse.

3. **Anti-histamínicos** :
 - Anti-histamínicos, como cetirizina ou loratadina, podem ser prescritos para tratar alergias que contribuem para os sintomas de tosse, reduzindo as reações alérgicas e a inflamação no trato respiratório.

4. **Sprays de corticosteróides nasais** :
 - Sprays nasais de corticosteroides, como fluticasona ou mometasona, podem ser prescritos para reduzir a congestão nasal e o gotejamento pós-nasal, que podem desencadear tosse em indivíduos com rinite alérgica ou sinusite.

5. **Broncodilatadores** :
 - Broncodilatadores, como albuterol ou tiotrópio, podem ser prescritos para abrir as vias aéreas e melhorar a respiração em indivíduos com asma, DPOC ou outras condições respiratórias associadas à tosse e constrição das vias aéreas.

6. **Inibidores da Bomba de Prótons (IBP)** :
 - Inibidores da bomba de prótons, como omeprazol ou pantoprazol, podem ser prescritos para tratar a doença do refluxo gastroesofágico (DRGE) e reduzir a produção de ácido estomacal, o que pode ajudar a aliviar a tosse causada pelo refluxo ácido.

7. **Inibidores da ECA** :
 - Os inibidores da ECA, como o lisinopril ou o enalapril, são comumente usados para tratar a hipertensão e a insuficiência cardíaca, mas às vezes podem causar tosse seca persistente como efeito

colateral. Nesses casos, pode ser necessária a mudança para um medicamento alternativo.

8. **Supressores de tosse opioides** :
- Supressores de tosse à base de opioides, como codeína ou hidrocodona, podem ser prescritos para tosse grave ou persistente que não é adequadamente controlada com outros medicamentos. Esses medicamentos atuam no cérebro para reduzir a vontade de tossir.

9. **Imunossupressores** :
- Em certas condições autoimunes ou doenças pulmonares crónicas, podem ser prescritos medicamentos imunossupressores, como a azatioprina ou o metotrexato, para reduzir a inflamação e suprimir a resposta imunitária, ajudando assim a aliviar os sintomas da tosse.

10. **Mucolíticos** :
- Medicamentos mucolíticos, como acetilcisteína ou guaifenesina, podem ser prescritos para ajudar a diluir e soltar o muco nas vias aéreas, facilitando sua expulsão através da tosse, principalmente em indivíduos com bronquite crônica ou fibrose cística.

É importante seguir cuidadosamente as instruções do seu médico ao tomar medicamentos prescritos e relatar imediatamente quaisquer efeitos colaterais ou preocupações. Certifique-se de informar o seu médico sobre todos os medicamentos, suplementos e medicamentos de venda livre que você está tomando atualmente para evitar possíveis interações ou complicações. Sempre use medicamentos prescritos conforme as instruções e compareça às consultas de acompanhamento conforme recomendado para monitorar seu progresso e ajustar seu plano de tratamento conforme necessário.

Imunoterapia para controlar a tosse seca

A imunoterapia, também conhecida como injeções contra alergia, é uma opção de tratamento usada principalmente para indivíduos com condições alérgicas que contribuem para a tosse crônica, como rinite alérgica (febre do feno) ou asma. Veja como funciona a imunoterapia e seus benefícios potenciais no controle da tosse seca:

1. **Visando a sensibilidade aos alérgenos** :
   - A imunoterapia funciona dessensibilizando gradualmente o sistema imunológico a alérgenos específicos que desencadeiam reações alérgicas.
   - As injeções para alergia contêm pequenas quantidades de alérgenos aos quais o indivíduo é alérgico. Esses alérgenos são administrados em doses crescentes ao longo do tempo para ajudar o sistema imunológico a aumentar a tolerância.

2. **Reduzindo as respostas alérgicas** :
   - Ao expor o sistema imunitário a quantidades gradualmente crescentes de alergénios, a imunoterapia ajuda a reduzir a resposta imunitária exagerada do corpo a estes alergénios.
   - Isto pode levar à diminuição dos sintomas alérgicos, incluindo congestão nasal, espirros, pieira e tosse.

3. **Melhorando os sintomas respiratórios** :
   - Para indivíduos com asma alérgica ou rinite alérgica, a imunoterapia pode ajudar a reduzir a inflamação das vias aéreas e melhorar os sintomas respiratórios, incluindo a tosse.
   - Ao visar os desencadeantes alérgicos subjacentes, a imunoterapia pode levar a uma redução na frequência e gravidade da tosse ao longo do tempo.

4. **Benefícios de longo prazo** :
   - A imunoterapia é uma abordagem de tratamento de longo prazo que normalmente requer injeções regulares durante vários anos para atingir a eficácia máxima.
   - Estudos demonstraram que a imunoterapia pode proporcionar alívio duradouro dos sintomas alérgicos, mesmo após a interrupção do tratamento.

5. **Planos de Tratamento Personalizados** :
   - Os planos de tratamento de imunoterapia são personalizados com base nos alérgenos específicos e no histórico médico do indivíduo.
   - O tratamento normalmente começa com uma fase de aumento, durante a qual as injeções são administradas em doses crescentes ao longo de vários meses, seguida por uma fase de manutenção, durante a qual as injeções são administradas em intervalos regulares para manter a tolerância.

6. **Tratamento Supervisionado** :
   - As injeções de imunoterapia são administradas sob a supervisão de um profissional de saúde, geralmente em ambiente clínico.
   - Os pacientes são monitorados de perto quanto a quaisquer reações adversas e ajustes no plano de tratamento podem ser feitos conforme necessário.

7. **Eficácia para condições alérgicas** :
   - A imunoterapia é mais eficaz para indivíduos com condições alérgicas causadas por alérgenos ambientais, como pólen, ácaros, pêlos de animais ou mofo.
   - Pode ser menos eficaz para causas não alérgicas de tosse, como infecções respiratórias ou exposição a irritantes.

8. **Consulta com um Alergista** :
   - Se suspeitar que as alergias podem estar a contribuir para a sua tosse crónica, consulte um alergista ou imunologista para uma avaliação abrangente e discussão das opções de tratamento.
   - O seu médico pode determinar se a imunoterapia é apropriada para a sua condição específica e desenvolver um plano de tratamento personalizado, adaptado às suas necessidades.

A imunoterapia pode ser uma opção de tratamento eficaz para indivíduos com condições alérgicas que contribuem para a tosse crônica. Ao visar os desencadeantes alérgicos subjacentes, a imunoterapia pode ajudar a reduzir a frequência e a gravidade da tosse ao longo do tempo, levando à melhoria da saúde respiratória e da qualidade de vida geral.

Encaminhamento para um especialista no tratamento da tosse seca

Ao tratar a tosse seca, pode ser necessário encaminhamento a um especialista para avaliação adicional, diagnóstico e opções de tratamento especializado. Veja como o encaminhamento a um especialista pode beneficiar indivíduos com sintomas de tosse persistentes ou complexos:

1. **Pneumologista (Especialista Respiratório)** :
    - O pneumologista é o médico especializado no diagnóstico e tratamento de problemas e doenças respiratórias, incluindo distúrbios de tosse.
    - O encaminhamento para um pneumologista pode ser apropriado para indivíduos com tosse crônica ou inexplicável que não respondeu aos tratamentos iniciais ou está associada a problemas respiratórios como asma, doença pulmonar obstrutiva crônica (DPOC), doença pulmonar intersticial ou bronquiectasia.

2. **Alergista/Imunologista** :
    - Um alergista ou imunologista especializado no diagnóstico e tratamento de condições alérgicas e distúrbios do sistema imunológico.

- O encaminhamento para um alergista ou imunologista pode ser recomendado para indivíduos com sintomas de tosse suspeitos de estarem relacionados a alergias, como rinite alérgica (febre do feno), asma alérgica ou reações de hipersensibilidade a fatores ambientais.

3. **Gastroenterologista** :
 - Um gastroenterologista é um médico especializado no diagnóstico e tratamento de distúrbios do sistema digestivo, incluindo doença do refluxo gastroesofágico (DRGE) e tosse relacionada ao refluxo gastrointestinal.
 - Um encaminhamento para um gastroenterologista pode ser justificado para indivíduos com tosse crônica suspeita de ser causada ou exacerbada por DRGE ou outros distúrbios esofágicos.

4. **Otorrinolaringologista (especialista em ouvido, nariz e garganta)** :
 - Um otorrinolaringologista especializado no diagnóstico e tratamento de doenças do ouvido, nariz, garganta e estruturas relacionadas.
 - O encaminhamento a um otorrinolaringologista pode ser necessário para indivíduos com tosse crônica suspeita de estar relacionada a condições da garganta ou da laringe,

como refluxo laringofaríngeo (RLF), disfunção das cordas vocais ou irritação crônica da garganta.

5. **Especialista em Doenças Infecciosas** :
   - Um especialista em doenças infecciosas é um médico especializado no diagnóstico e tratamento de doenças infecciosas causadas por bactérias, vírus, fungos ou parasitas.
   - O encaminhamento para um especialista em doenças infecciosas pode ser apropriado para indivíduos com sintomas de tosse suspeitos de serem causados por infecções subjacentes, como pneumonia, tuberculose ou infecções pulmonares fúngicas.

6. **Reumatologista** :
   - Um reumatologista é um médico especializado no diagnóstico e tratamento de doenças autoimunes e inflamatórias, incluindo doenças do tecido conjuntivo que podem afetar os pulmões e causar sintomas de tosse.
   - Um encaminhamento para um reumatologista pode ser considerado para indivíduos com sintomas de tosse suspeitos de estarem relacionados a condições autoimunes subjacentes, como artrite reumatóide, lúpus eritematoso sistêmico ou sarcoidose.

7. **Neurologista** :
   - Em casos raros, os sintomas de tosse podem ser causados por condições neurológicas que afectam os nervos que controlam os reflexos da tosse.
   - O encaminhamento para um neurologista pode ser necessário para indivíduos com tosse crônica suspeita de estar relacionada a distúrbios neurológicos, como acidente vascular cerebral, doença de Parkinson ou esclerose múltipla.

8. **Abordagem Multidisciplinar** :
   - Em alguns casos, uma abordagem multidisciplinar que envolva a colaboração entre diferentes especialistas pode ser benéfica para a avaliação e gestão abrangentes de distúrbios complexos da tosse.
   - O seu médico de cuidados primários pode coordenar encaminhamentos e facilitar a comunicação entre especialistas para garantir cuidados coordenados e otimizar os resultados do tratamento.

Ao encaminhar indivíduos com sintomas de tosse persistentes ou complexos para especialistas apropriados, os prestadores de cuidados de saúde podem garantir que os pacientes recebam uma avaliação abrangente, um diagnóstico preciso e planos de tratamento personalizados para abordar as causas subjacentes da tosse e melhorar a sua saúde respiratória geral e qualidade de vida.

Capítulo 8

Estratégias de prevenção para controlar a tosse seca

A prevenção da tosse seca envolve minimizar a exposição a substâncias irritantes, abordar problemas de saúde subjacentes e adotar hábitos de vida saudáveis. Aqui estão algumas estratégias de prevenção a serem consideradas:

1. **Evite irritantes respiratórios** :
   - Minimize a exposição à fumaça do tabaco, poluição do ar, poeira e outros irritantes ambientais que podem provocar tosse.
   - Use purificadores de ar ou filtros em sua casa para remover alérgenos e poluentes do ar.

2. **Pratique uma boa higiene** :
   - Lave as mãos frequentemente com água e sabão para reduzir a propagação de infecções respiratórias.
   - Cubra a boca e o nariz com um lenço de papel ou com o cotovelo ao tossir ou espirrar para evitar a propagação de germes.

3. **Gerenciar condições de saúde subjacentes** :

- Siga as recomendações do seu médico para controlar as condições de saúde subjacentes que podem contribuir para a tosse, como asma, alergias, DRGE ou bronquite crônica.

- Tome os medicamentos prescritos conforme as instruções e compareça às consultas regulares de acompanhamento para monitorar sua condição e ajustar o tratamento conforme necessário.

4. **Mantenha-se hidratado** :

- Beba bastante líquido ao longo do dia para manter o trato respiratório úmido e ajudar a diluir as secreções de muco, facilitando sua expulsão através da tosse.

5. **Pratique uma boa higiene do sono** :

- Mantenha um horário de sono regular, crie uma rotina relaxante na hora de dormir e garanta que seu ambiente de sono seja confortável e propício a um sono reparador.

- Eleve a cabeça enquanto dorme se a tosse piorar à noite, utilizando travesseiros extras ou cama ajustável.

6. **Gerenciar o estresse** :
   - Pratique técnicas de redução do estresse, como respiração profunda, meditação, ioga ou relaxamento muscular progressivo, para ajudar a reduzir os níveis de estresse, que podem agravar a tosse.

7. **Mantenha-se ativo e faça exercícios regularmente** :
   - Pratique atividade física regular para apoiar a saúde respiratória e a função imunológica.
   - Escolha atividades que você goste e que possa incorporar à sua rotina diária, como caminhada, ciclismo, natação ou ioga.

8. **Mantenha uma dieta saudável** :
   - Faça uma dieta balanceada, rica em frutas, vegetais, grãos integrais, proteínas magras e gorduras saudáveis para apoiar a saúde geral e a função imunológica.
   - Limite a ingestão de alimentos processados, lanches açucarados e bebidas ricas em cafeína ou álcool, que podem agravar a tosse e a inflamação.

9. **Pare de fumar** :
   - Se você fuma, pare de fumar para reduzir o risco de desenvolver problemas respiratórios e complicações relacionadas à tosse.

- Procure apoio de profissionais de saúde, programas de cessação do tabagismo ou grupos de apoio para ajudá-lo a parar de fumar com sucesso.

10. **Mantenha-se informado e procure orientação médica** :

- Mantenha-se informado sobre a saúde respiratória, as causas comuns da tosse e as medidas preventivas que você pode tomar para se proteger.
- Consulte um profissional de saúde se sentir sintomas de tosse persistentes ou agravados, especialmente se acompanhados de outros sintomas preocupantes, como febre, dor no peito ou dificuldade em respirar.

Ao incorporar essas estratégias de prevenção em sua rotina diária e estilo de vida, você pode ajudar a minimizar o risco de desenvolver tosse seca e manter uma saúde respiratória ideal. Se você tiver preocupações específicas ou condições de saúde subjacentes, consulte um profissional de saúde para aconselhamento personalizado e orientação sobre medidas preventivas.

Higiene das mãos para prevenir a tosse seca

Manter uma boa higiene das mãos é essencial para prevenir a propagação de infecções respiratórias que podem causar tosse seca. Aqui estão algumas práticas importantes a serem seguidas:

1. **Técnica de lavagem das mãos** :
   - Lave as mãos frequentemente com água e sabão por pelo menos 20 segundos, principalmente após tossir, espirrar, assoar o nariz ou tocar superfícies em locais públicos.
   - Esfregue vigorosamente as mãos, cobrindo todas as superfícies, inclusive o dorso das mãos, entre os dedos e sob as unhas.
   - Enxágue bem as mãos em água corrente e seque-as com uma toalha limpa ou secador de ar.

2. **Uso de desinfetante para as mãos** :
   - Quando não houver água e sabão prontamente disponíveis, use um desinfetante para as mãos à base de álcool contendo pelo menos 60% de álcool.
   - Aplique uma quantidade suficiente de desinfetante na palma de uma das mãos e esfregue as mãos, cobrindo todas as superfícies até secar.
   - Os desinfetantes para as mãos são eficazes para matar muitos tipos de germes, mas podem não

ser tão eficazes quanto água e sabão contra certos vírus, como o norovírus.

3. **Evite tocar seu rosto** :
 - Evite tocar nos olhos, nariz e boca com as mãos não lavadas, pois são pontos de entrada comuns para germes entrarem no corpo e causarem infecções respiratórias.
 - Incentive as crianças a evitarem tocar no rosto e na boca para reduzir o risco de contrair doenças respiratórias.

4. **Higiene das mãos em locais públicos** :
 - Pratique a higiene das mãos ao usar transporte público, fazer compras, jantar fora ou realizar outras atividades fora de casa.
 - Use lenços umedecidos ou gel desinfetante para as mãos antes e depois de tocar em superfícies como maçanetas, corrimãos, botões de elevadores, carrinhos de compras e quiosques com tela sensível ao toque.

5. **Lavar as mãos antes de comer ou manusear alimentos** :
 - Lave bem as mãos com água e sabão antes de preparar ou consumir alimentos, bem como após manusear carne crua, aves ou ovos.

- A higiene adequada das mãos pode ajudar a prevenir a transmissão de patógenos de origem alimentar que podem causar infecções gastrointestinais e outras doenças.

6. **Higiene das Mãos no Trabalho e na Escola** :
- Incentivar práticas de higiene das mãos no local de trabalho e em ambientes educacionais, proporcionando acesso a instalações de lavagem das mãos, desinfetantes para as mãos e materiais educativos sobre técnicas adequadas de lavagem das mãos.
- Incentive funcionários, estudantes e visitantes a ficarem em casa se estiverem doentes, para evitar a propagação da doença a outras pessoas.

7. **Lidere pelo exemplo** :
Dê um exemplo positivo praticando você mesmo bons hábitos de higiene das mãos e reforçando a importância da lavagem das mãos com a sua família, amigos e colegas.
- Faça da lavagem das mãos uma parte rotineira das suas atividades diárias e incentive outras pessoas a fazerem o mesmo.

Ao praticar a higiene regular das mãos, você pode ajudar a reduzir o risco de contrair infecções respiratórias e prevenir a propagação de germes a outras pessoas, contribuindo, em última análise, para um ambiente mais saudável para todos.

Vacinações para prevenir tosse seca e infecções respiratórias

As vacinas desempenham um papel crucial na prevenção da tosse seca e na redução do risco de infecções respiratórias causadas por vírus e bactérias. Aqui estão algumas vacinas importantes recomendadas para prevenir doenças respiratórias:

1. **Vacina contra influenza (gripe)** :
    - A vacina contra a gripe sazonal ajuda a proteger contra o vírus da gripe, que pode causar sintomas como tosse, febre, dor de garganta e dores no corpo.
    - A vacinação anual contra a gripe é recomendada para todas as pessoas com idade igual ou superior a seis meses, especialmente indivíduos com maior risco de complicações, incluindo crianças pequenas, adultos mais velhos, mulheres grávidas e indivíduos com problemas de saúde subjacentes.

2. **Vacina Pneumocócica** :
   - As vacinas pneumocócicas protegem contra infecções causadas pela bactéria Streptococcus pneumoniae, que pode causar pneumonia, bronquite e outras doenças respiratórias.
   - Diferentes vacinas pneumocócicas são recomendadas para diferentes faixas etárias e fatores de risco. Adultos com 65 anos ou mais e indivíduos com certas condições médicas podem necessitar de vacinação pneumocócica.

3. **Vacina contra a COVID-19** :
   - As vacinas contra a COVID-19 foram concebidas para proteger contra o coronavírus 2 da síndrome respiratória aguda grave (SARS-CoV-2), que causa a COVID-19.
   - A vacinação contra a COVID-19 é recomendada para todas as pessoas elegíveis para vacinação, incluindo adolescentes e adultos, para reduzir o risco de infecção, doença grave e transmissão do vírus.

4. **Vacinas Tdap e Td** :
   - A vacina Tdap protege contra o tétano, difteria e coqueluche (tosse convulsa), enquanto a vacina Td protege contra o tétano e a difteria.
   - A vacinação Tdap é recomendada para adolescentes e adultos para proteger contra a tosse

convulsa e prevenir a propagação da tosse convulsa a populações vulneráveis, tais como crianças que são demasiado jovens para serem totalmente vacinadas.

5. **Vacina contra Sarampo, Caxumba e Rubéola (MMR)** :
   - A vacina MMR protege contra os vírus do sarampo, caxumba e rubéola, que podem causar sintomas respiratórios juntamente com outras complicações.
   - A vacinação contra sarampo, caxumba e rubéola é recomendada para crianças e adultos que não foram vacinados anteriormente ou que não estão imunes a essas doenças.

6. **Vacina contra varicela (catapora)** :
   - A vacina contra varicela protege contra o vírus varicela-zóster, que causa a varicela, uma infecção viral contagiosa caracterizada por febre, erupção cutânea e sintomas respiratórios.
   - A vacinação contra a varicela é recomendada para crianças e adultos que não tiveram a doença ou foram vacinados contra ela.

7. **Outras vacinas** :
   - Dependendo dos factores de risco individuais, dos planos de viagem e do historial médico, outras

vacinas podem ser recomendadas para prevenir infecções respiratórias e complicações relacionadas. Estas podem incluir vacinas contra hepatite A e B, doença meningocócica e Haemophilus influenzae tipo b (Hib).

É essencial manter-se atualizado com as vacinas recomendadas de acordo com as diretrizes nacionais e consultar os profissionais de saúde para determinar quais vacinas são apropriadas com base na idade, histórico médico, ocupação, planos de viagem e outros fatores. As vacinas não só protegem os indivíduos contra infecções respiratórias, mas também ajudam a prevenir a propagação de doenças infecciosas nas comunidades, contribuindo para a saúde e o bem-estar públicos.

Evitando a exposição a alérgenos e irritantes para prevenir a tosse seca

Minimizar a exposição a alérgenos e irritantes é crucial para prevenir a tosse seca, especialmente em indivíduos propensos a alergias ou sensibilidades respiratórias. Aqui estão algumas estratégias para evitar a exposição a alérgenos e irritantes comuns:

1. **Identificar alérgenos** :
    - Trabalhe com um alergista para identificar alérgenos específicos que desencadeiam os sintomas de tosse. Os alérgenos comuns incluem pólen, ácaros, pêlos de animais, esporos de mofo e certos alimentos.

2. **Monitorar contagens de pólen** :
    - Mantenha-se informado sobre a contagem de pólen na sua região, especialmente durante os períodos de pico de alergias. Limite as atividades ao ar livre em dias com alto teor de pólen, especialmente pela manhã, quando os níveis de pólen são normalmente mais elevados.

3. **Mantenha o ar interno limpo** :
    - Use filtros de ar particulado de alta eficiência (HEPA) nos sistemas de aquecimento e resfriamento de sua casa para reter alérgenos transportados pelo ar, como pólen, poeira e pêlos de animais.
    - Aspire regularmente carpetes, tapetes e móveis estofados usando um aspirador equipado com filtro HEPA para remover alérgenos das superfícies internas.

4. **Controle de ácaros** :
   - Coloque colchões, travesseiros e estrados em capas à prova de alérgenos para evitar o acúmulo de ácaros na roupa de cama.
   - Lave a roupa de cama, incluindo lençóis, fronhas e cobertores, em água quente (130°F ou superior) semanalmente para matar os ácaros e remover os alérgenos.

5. **Reduza os alérgenos de animais de estimação** :
   - Limite a exposição a alérgenos de animais de estimação, mantendo os animais de estimação fora dos quartos e dos móveis estofados.
   - Dê banho nos animais de estimação regularmente e escove-os ao ar livre para reduzir pêlos e alérgenos em casa.

6. **Prevenir o crescimento de mofo** :
   - Mantenha os níveis de umidade interna entre 30% e 50% para inibir o crescimento de mofo. Use um desumidificador se necessário, especialmente em áreas úmidas como porões e banheiros.
   - Conserte vazamentos de água imediatamente e garanta ventilação adequada em banheiros, cozinhas e áreas de serviço para evitar o acúmulo de umidade.

7. **Evite fumaça de tabaco** :
 - Evite a exposição ao fumo do tabaco, seja ele próprio ou passivo, pois pode agravar os sintomas de tosse e irritação respiratória.
 - Se você fuma, pare de fumar e evite ambientes onde fumar seja permitido para proteger sua saúde respiratória.

8. **Minimize a exposição a odores fortes e produtos químicos** :
 - Evite a exposição a odores fortes, perfumes, produtos de limpeza e produtos químicos domésticos que podem irritar o trato respiratório e provocar tosse.
 - Use produtos de limpeza e purificadores de ar naturais ou sem fragrância para minimizar a exposição a produtos químicos agressivos e compostos orgânicos voláteis (COV).

9. **Use equipamento de proteção** :
 - Ao praticar atividades ao ar livre que possam expô-lo a alérgenos ou irritantes, como jardinagem ou jardinagem, use uma máscara ou respirador para filtrar as partículas transportadas pelo ar e proteger as vias respiratórias.

10. **Monitore a qualidade do ar interno** :
 - Teste a presença de poluentes do ar interno em sua casa, como radônio, monóxido de carbono e compostos orgânicos voláteis (COVs), e tome medidas para mitigar quaisquer fontes de poluição do ar interno.

Ao tomar medidas proativas para evitar a exposição a alérgenos e irritantes, você pode ajudar a prevenir a tosse seca e minimizar os sintomas respiratórios associados a reações alérgicas e sensibilidades ambientais. Se os sintomas persistirem apesar das medidas de prevenção ou piorarem com o tempo, consulte um profissional de saúde para avaliação e tratamento adicionais.

Capítulo 9

Quando procurar atendimento médico

Saber quando procurar atendimento médico para tosse seca é importante para garantir o diagnóstico oportuno e o tratamento adequado. Aqui estão alguns sinais e sintomas que indicam que pode ser hora de consultar um profissional de saúde:

1. **Tosse Persistente** : Se a tosse persistir por mais de três semanas e não melhorar com remédios caseiros ou tratamentos sem receita, é essencial procurar orientação médica.

2. **Crises de tosse intensas** : Se você tiver crises de tosse intensas ou incontroláveis que interfiram na sua capacidade de respirar, falar ou dormir, procure atendimento médico imediato, pois isso pode indicar uma condição subjacente mais séria.

3. **Tosse com Sangue** : Se você tossir sangue ou notar sangue no escarro (muco), é importante consultar um médico imediatamente, pois isso pode ser um sinal de um problema médico sério, como pneumonia, bronquite, tuberculose ou câncer de pulmão.

4. **Dificuldade em respirar** : Se você sentir dificuldade em respirar, falta de ar, respiração ofegante ou aperto no peito junto com a tosse, procure atendimento médico imediatamente, pois esses sintomas podem indicar uma condição potencialmente fatal, como exacerbação da asma, embolia pulmonar ou insuficiência cardíaca.

5. **Febre** : Se você desenvolver febre junto com a tosse, especialmente se for alta ou persistente, pode indicar uma infecção subjacente que requer avaliação e tratamento médico.

6. **Outros sintomas** : Se sua tosse for acompanhada por outros sintomas preocupantes, como dor no peito, fadiga, perda de peso, suores noturnos ou gânglios linfáticos inchados, é importante consultar um médico para uma avaliação completa. para determinar a causa subjacente.

7. **Condições de saúde subjacentes** : Se você tiver problemas de saúde subjacentes, como asma, doença pulmonar obstrutiva crônica (DPOC), doença do refluxo gastroesofágico (DRGE) ou distúrbios do sistema imunológico, e sua tosse piorar ou não for respondendo ao tratamento, consulte seu médico para um tratamento adequado.

8. **Viagens ou exposições recentes** : Se você viajou recentemente para áreas com alta incidência de infecções respiratórias ou esteve em contato próximo com indivíduos com sintomas respiratórios e desenvolveu tosse, é aconselhável procurar aconselhamento médico para descartar causas infecciosas.

9. **Sintomas Persistentes** : Se você sentir sintomas persistentes como fadiga, fraqueza, perda de apetite ou mal-estar junto com a tosse, consulte um médico para uma avaliação mais aprofundada, pois esses sintomas podem indicar um problema sistêmico subjacente. doença.

10. **Preocupação com a COVID-19** : Se você desenvolver sintomas consistentes com a COVID-19, como tosse, febre, falta de ar, perda de paladar ou olfato ou dores musculares, faça o teste de COVID-19 e seguir as diretrizes de saúde pública para isolamento e cuidados médicos.

Se você não tiver certeza se seus sintomas justificam atenção médica, é sempre melhor agir com cautela e consultar um profissional de saúde para obter orientação. A avaliação e o tratamento imediatos podem ajudar a prevenir complicações e garantir o melhor resultado possível para sua saúde respiratória.

Se sentir sintomas persistentes ou graves associados à tosse seca, é importante procurar atendimento médico imediatamente. Aqui está o porquê:

1. **Condições Subjacentes** : Sintomas persistentes ou graves podem indicar uma condição médica subjacente que requer avaliação e tratamento por um profissional de saúde. Condições como asma, bronquite crônica, pneumonia ou até mesmo câncer de pulmão podem apresentar tosse persistente ou intensa.

2. **Complicações** : Ignorar sintomas persistentes ou graves pode levar a complicações. Por exemplo, infecções respiratórias não tratadas podem evoluir para condições mais graves, como pneumonia, bronquite ou insuficiência respiratória. A intervenção precoce pode prevenir complicações e melhorar os resultados.

3. **Qualidade de Vida** : A tosse persistente ou intensa pode afetar significativamente a sua qualidade de vida, perturbando o sono, prejudicando as atividades diárias e causando desconforto ou angústia. Procurar atendimento

médico pode ajudar a aliviar os sintomas e melhorar seu bem-estar geral.

4. **Risco de transmissão** : Nos casos em que a tosse é causada por uma causa infecciosa, como resfriado, gripe ou COVID-19, atendimento médico imediato pode ajudar a reduzir o risco de propagação da infecção a outras pessoas. . Tomar as precauções adequadas e receber tratamento atempado pode ajudar a limitar a transmissão no seu agregado familiar e na comunidade.

5. **Avaliação Diagnóstica** : Um profissional de saúde pode realizar uma avaliação completa para determinar a causa subjacente dos seus sintomas. Isso pode envolver um exame físico, revisão do histórico médico, testes de diagnóstico (como radiografias de tórax ou testes de função pulmonar) e outras avaliações para identificar a condição subjacente que contribui para a tosse.

6. **Opções de tratamento** : Assim que a causa subjacente da sua tosse for identificada, opções de tratamento apropriadas podem ser recomendadas. Isso pode incluir medicamentos, modificações no estilo de vida, exercícios respiratórios ou outras intervenções adaptadas às suas necessidades e condições específicas.

7. **Monitoramento e Acompanhamento** : A procura de atendimento médico permite o monitoramento contínuo de seus sintomas e da resposta ao tratamento. Seu médico pode ajustar seu plano de tratamento conforme necessário e fornecer cuidados de acompanhamento para garantir que seus sintomas sejam controlados de forma eficaz ao longo do tempo.

Lembre-se de que os sintomas persistentes ou graves não devem ser ignorados, pois podem indicar um problema de saúde subjacente que requer atenção. Ao procurar ajuda médica imediatamente, você pode receber os cuidados e o apoio adequados necessários para tratar seus sintomas e melhorar sua saúde respiratória.

A tosse seca em si não é normalmente considerada uma condição médica séria, mas pode ser um sintoma de um problema de saúde latente. Embora a tosse seca possa não causar complicações diretamente, as condições que levam à tosse persistente ou grave podem resultar em várias complicações. Aqui estão algumas complicações potenciais associadas às causas subjacentes da tosse seca:

1. **Infecções respiratórias** : Se a tosse seca for causada por uma infecção respiratória, como bronquite, pneumonia ou gripe, as complicações podem incluir:
   - Sintomas respiratórios graves, como dificuldade em respirar ou falta de ar.
   - Pneumonia, especialmente em populações vulneráveis, como crianças pequenas, adultos mais velhos ou indivíduos com sistema imunológico enfraquecido.
   - Síndrome do desconforto respiratório agudo (SDRA), uma condição potencialmente fatal caracterizada por inflamação pulmonar grave e acúmulo de líquido nos sacos aéreos.

2. **Asma** : Indivíduos com asma podem apresentar complicações como:
   - Exacerbações ou ataques de asma caracterizados por tosse intensa, respiração ofegante, aperto no peito e dificuldade em respirar.
   - Insuficiência respiratória, especialmente durante ataques graves de asma, que podem ser fatais sem intervenção médica imediata.

3. **Doença Pulmonar Obstrutiva Crônica (DPOC)** : As complicações associadas à DPOC e bronquite crônica podem incluir:

- Exacerbações da DPOC, marcadas por agravamento da tosse, aumento da produção de expectoração e falta de ar.
- Infecções respiratórias, que podem causar danos pulmonares adicionais e exacerbar os sintomas da DPOC.
- Hipertensão pulmonar, uma condição caracterizada por pressão arterial elevada nas artérias dos pulmões, que pode sobrecarregar o coração e prejudicar a função pulmonar.

4. **Doença do Refluxo Gastroesofágico (DRGE)** : A tosse crônica causada pela DRGE pode resultar em complicações como:
- Inflamação ou irritação esofágica, que pode levar a complicações como esofagite, estenoses esofágicas ou esôfago de Barrett.
- Complicações respiratórias, como pneumonia por aspiração, na qual o conteúdo do estômago é inalado para os pulmões, causando infecção ou inflamação pulmonar.

5. **Câncer de Pulmão** : Uma tosse seca persistente pode ser um sintoma de câncer de pulmão e as complicações podem incluir:
- Câncer de pulmão em estágio avançado com metástase (disseminação) para outros órgãos,

levando a complicações sistêmicas e redução das taxas de sobrevivência.

- Complicações relacionadas ao tratamento do câncer, como quimioterapia, radioterapia ou cirurgia, incluindo efeitos colaterais como infecção, fadiga ou problemas respiratórios.

6. **Impacto psicossocial** : A tosse crônica pode ter um impacto psicossocial significativo, levando a complicações como:

- Distúrbios do sono, incluindo insônia ou sonolência diurna, que podem prejudicar a função cognitiva, o humor e a qualidade de vida geral.
- Isolamento social ou afastamento devido a constrangimento ou desconforto associado à tosse persistente em locais públicos.

É importante abordar imediatamente as causas subjacentes da tosse seca para prevenir complicações e melhorar a saúde respiratória. Se sentir tosse persistente ou intensa, consulte um profissional de saúde para avaliação, diagnóstico e tratamento adequado. A intervenção precoce pode ajudar a mitigar complicações e melhorar os resultados.

A tosse seca pode ser um sintoma de vários problemas de saúde subjacentes que afetam o sistema respiratório, o trato gastrointestinal ou o sistema imunológico. Aqui estão algumas condições de saúde subjacentes comuns associadas à tosse seca:

1. **Infecções respiratórias** :
   - **Resfriado comum** : Infecções virais, como o resfriado comum, podem causar irritação do trato respiratório superior, causando tosse seca.
   - **Influenza (Gripe)** : Os vírus da gripe podem causar sintomas respiratórios, incluindo tosse, febre, dor de garganta e dores no corpo.
   - **Bronquite** : A bronquite aguda, frequentemente causada por infecções virais, é caracterizada pela inflamação dos brônquios e pode causar tosse seca persistente.
   - **Pneumonia** : Pneumonia bacteriana ou viral pode causar inflamação e acúmulo de líquido nos pulmões, resultando em tosse, febre e dificuldade para respirar.

2. **Asma** :
   - **Asma Alérgica** : Em indivíduos com asma alérgica, a exposição a alérgenos como pólen, ácaros ou pêlos de animais de estimação pode

desencadear inflamação das vias aéreas e broncoespasmo, causando tosse e chiado no peito.

- **Asma Não Alérgica** : Os desencadeantes da asma não alérgica podem incluir infecções respiratórias, exercícios, ar frio ou irritantes, como fumaça ou poluição.

3. **Doença Pulmonar Obstrutiva Crônica (DPOC)** :

- **Bronquite Crônica** : A DPOC, particularmente a bronquite crônica, é caracterizada por inflamação persistente dos brônquios, produção excessiva de muco e tosse crônica e produtiva.
- **Enfisema** : O enfisema é caracterizado por danos aos sacos de ar nos pulmões, levando à limitação do fluxo de ar e sintomas respiratórios, como tosse e falta de ar.

4. **Doença do Refluxo Gastroesofágico (DRGE)** :

- A DRGE ocorre quando o ácido do estômago retorna ao esôfago, causando irritação e inflamação do revestimento esofágico. A tosse crônica causada pela DRGE geralmente piora depois de comer ou quando se deita e pode estar associada a azia ou regurgitação.

5. **Gotejamento pós-nasal** :
   - O gotejamento pós-nasal ocorre quando o excesso de muco das passagens nasais escorre pela parte posterior da garganta, causando irritação e tosse. Pode ser causada por alergias, infecções sinusais ou irritantes ambientais.

6. **Doenças Pulmonares Intersticiais** :
   - Condições como fibrose pulmonar idiopática (FPI), sarcoidose ou doenças do tecido conjuntivo podem causar inflamação e formação de cicatrizes no tecido pulmonar, causando tosse e dificuldade em respirar.

7. **Efeitos colaterais de medicamentos** :
   - Certos medicamentos, como os inibidores da enzima de conversão da angiotensina (ECA), usados para tratar a hipertensão, podem causar tosse seca persistente como efeito colateral.

8. **Câncer de Pulmão** :
   - O câncer de pulmão, especialmente o câncer de pulmão de células não pequenas, pode causar sintomas como tosse persistente, dor no peito, falta de ar e tosse com sangue.

9. **Rinite Alérgica (Febre dos Fenos):**
   - A rinite alérgica pode causar congestão nasal, gotejamento pós-nasal e irritação na garganta, causando tosse, principalmente à noite ou ao acordar.

10. **Transtornos de Imunodeficiência :**
    - Condições que enfraquecem o sistema imunitário, como o VIH/SIDA ou síndromes de imunodeficiência, podem aumentar o risco de infecções respiratórias e tosse crónica.

Se sentir tosse seca persistente ou grave, é importante consultar um profissional de saúde para avaliação e tratamento adequado. Identificar e tratar a condição de saúde subjacente é essencial para aliviar os sintomas e melhorar a saúde respiratória.

Conclusão

Concluindo, a tosse seca é um sintoma comum que pode ser causado por vários problemas de saúde subjacentes que afetam o sistema respiratório, o trato gastrointestinal ou o sistema imunológico. Embora a tosse seca ocasional seja frequentemente benigna e resolva sozinha, a tosse persistente ou intensa pode indicar um problema médico subjacente que requer avaliação e tratamento.

Compreender as causas potenciais da tosse seca, incluindo infecções respiratórias, asma, DPOC, DRGE e outras, é essencial para o manejo eficaz e a prevenção de complicações. A identificação e o tratamento imediatos das condições de saúde subjacentes podem ajudar a aliviar os sintomas, melhorar a saúde respiratória e prevenir complicações.

Além das intervenções médicas, modificações no estilo de vida, como evitar alérgenos e irritantes, praticar uma boa higiene das mãos, manter-se hidratado e manter uma higiene adequada do sono, podem ajudar a reduzir a frequência e a gravidade dos episódios de tosse seca.

Se você sentir tosse seca persistente ou grave, ou se sua tosse for acompanhada por outros sintomas preocupantes, como dificuldade para respirar, tosse com sangue ou febre, é importante procurar atendimento médico para uma avaliação completa e tratamento adequado.

Ao compreender as potenciais causas e factores de risco associados à tosse seca, os indivíduos podem tomar medidas proactivas para proteger a sua saúde respiratória, melhorar a qualidade de vida e reduzir o risco de complicações associadas a condições de saúde subjacentes. Com intervenção oportuna e manejo adequado, muitos casos de tosse seca podem ser tratados de forma eficaz, levando ao alívio dos sintomas e à melhoria do bem-estar geral.

Aqui está um resumo dos pontos-chave sobre a tosse seca e seu manejo:

1. **Definição e Características** :
    - A tosse seca é um tipo de tosse que não produz catarro ou muco e é frequentemente caracterizada por cócegas ou irritação na garganta.

2. **Causas da tosse seca** :
   - As causas comuns incluem infecções respiratórias, asma, alergias, DRGE, DPOC, medicamentos e irritantes ambientais.

3. **Sintomas Comuns** :
   - Os sintomas podem incluir tosse persistente, irritação na garganta, rouquidão, desconforto no peito e dificuldade em respirar.

4. **Importância do Tratamento** :
   - Tratar a tosse seca é importante para aliviar os sintomas, prevenir complicações e melhorar a qualidade de vida.

5. **Impacto na Qualidade de Vida** :
   - A tosse seca pode afetar significativamente as atividades diárias, a qualidade do sono e o bem-estar geral se não for tratada.

6. **Complicações da tosse seca não tratada** :
   - As complicações podem incluir infecções respiratórias, exacerbação de condições subjacentes e efeitos psicossociais.

7. **Remédios Caseiros** :
   - Hidratação, chás de ervas, mel e limão, inalação de vapor, gargarejos com água salgada,

pastilhas para garganta, umidificadores, exercícios respiratórios e modificações na dieta podem ajudar a aliviar a tosse seca.

8. **Medicamentos de venda livre** :
   - Antitússicos, expectorantes, descongestionantes, analgésicos e AINEs podem proporcionar alívio para certos tipos de tosse seca.

9. **Suplementos Naturais e Ervas** :
   - Equinácea, gengibre, raiz de marshmallow, olmo e raiz de alcaçuz estão entre os suplementos naturais e ervas que podem ajudar a aliviar os sintomas da tosse.

10. **Considerações sobre estilo de vida e dieta** :
    - Evitar irritantes, manter uma higiene adequada do sono e adotar uma dieta saudável podem contribuir para o controle da tosse seca.

11. **Opções de tratamento médico profissional** :
    - Medicamentos prescritos, imunoterapia, encaminhamento a especialistas e vacinas podem ser recomendados para o manejo de condições subjacentes associadas à tosse seca.

12. **Higiene das mãos** :
- Praticar uma boa higiene das mãos pode ajudar a prevenir a propagação de infecções respiratórias e reduzir o risco de transmissão da tosse.

13. **Quando procurar atendimento médico** :
- Procure atendimento médico em caso de tosse persistente ou intensa, tosse com sangue, dificuldade em respirar, febre ou outros sintomas preocupantes.

14. **Resumo das condições de saúde subjacentes** :
- Infecções respiratórias, asma, DPOC, DRGE, gotejamento pós-nasal, doenças pulmonares intersticiais, efeitos colaterais de medicamentos, câncer de pulmão, rinite alérgica e distúrbios de imunodeficiência são causas subjacentes comuns de tosse seca.

15. **Conclusão** :
- Compreender as causas e estratégias de manejo da tosse seca é essencial para um tratamento eficaz, alívio dos sintomas e prevenção de complicações.

Ao abordar as causas subjacentes, adoptar estratégias de gestão adequadas e procurar cuidados médicos quando necessário, os indivíduos podem gerir eficazmente a tosse seca e melhorar a sua saúde respiratória e qualidade de vida.

Buscar o tratamento adequado para a tosse seca é essencial para sua saúde e bem-estar geral. Aqui está um incentivo para dar esse passo importante:

1. **Alívio do desconforto** : Ao procurar tratamento, você pode aliviar o desconforto e a irritação causados pela tosse seca. Quer sejam cócegas persistentes na garganta ou ataques de tosse frequentes que perturbam a sua vida diária, o tratamento adequado pode oferecer alívio e melhorar o seu conforto.

2. **Prevenção de Complicações** : Abordar a causa subjacente da sua tosse seca pode ajudar a prevenir possíveis complicações. Infecções respiratórias não tratadas, exacerbações de asma ou outras condições subjacentes podem levar a problemas de saúde mais graves se não forem tratadas. Buscar tratamento adequado precocemente pode ajudar a prevenir o surgimento dessas complicações.

3. **Melhoria na qualidade de vida** : A tosse crônica pode prejudicar sua qualidade de vida, afetando sua capacidade de dormir, trabalhar, socializar e desfrutar das atividades diárias. Ao procurar tratamento, você pode recuperar o controle sobre os sintomas e melhorar sua qualidade de vida geral.

4. **Atendimento Personalizado** : Os profissionais de saúde podem fornecer atendimento personalizado, adaptado às suas necessidades específicas e histórico médico. Eles podem avaliar seus sintomas, realizar os testes ou avaliações necessárias e recomendar um plano de tratamento que atenda à causa raiz da tosse seca, garantindo o resultado mais eficaz.

5. **Capacitação através do Conhecimento** : Procurar atendimento médico permite que você compreenda melhor sua condição e os fatores que contribuem para sua tosse seca. Com o conhecimento vem o empoderamento – você estará mais bem equipado para gerenciar seus sintomas, tomar decisões informadas sobre sua saúde e tomar medidas proativas para prevenir episódios futuros.

6. **Apoio e Orientação** : Você não precisa enfrentar sua tosse seca sozinho. Os profissionais

de saúde estão lá para oferecer apoio, orientação e segurança durante toda a jornada de tratamento. Se você precisa de conselhos sobre modificações no estilo de vida, assistência no manejo de medicamentos ou apoio emocional, eles estão aqui para ajudar.

7. **Investimento na saúde a longo prazo** : Tomar a iniciativa de procurar tratamento adequado para a tosse seca é um investimento na sua saúde a longo prazo. Ao abordar os problemas de saúde subjacentes e gerir eficazmente os seus sintomas, poderá salvaguardar a sua saúde respiratória e desfrutar de uma melhor qualidade de vida nos próximos anos.

Lembre-se de que vale a pena priorizar sua saúde e bem-estar. Não hesite em procurar um profissional de saúde para obter ajuda com sua tosse seca. Ao procurar tratamento adequado, você está dando um passo importante em direção a um futuro mais saudável e feliz.

www.ingramcontent.com/pod-product-compliance
Lightning Source LLC
Chambersburg PA
CBHW071056240526
45471CB00016B/1944